D1603123

La Limpieza de
COLON

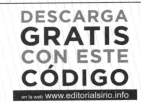

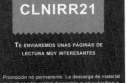

Título original: Complete Colon Cleanse
Traducido del inglés por Julia Fernández Treviño
Ilustraciones y fotos interiores: Nida Ali
Diseño de portada: Editorial Sirio, S.A.
Diseño y maquetación de interior: Toñi F. Castellón

© de la edición original
2007 Dr. Edward F. Group III.

© de la presente edición
EDITORIAL SIRIO, S.A.
C/ Rosa de los Vientos, 64
Pol. Ind. El Viso
29006-Málaga
España

www.editorialsirio.com
sirio@editorialsirio.com

I.S.B.N.: 978-84-18000-02-7
Depósito Legal: MA-1373-2019

Impreso en Imagraf Impresores, S. A.
c/ Nabucco, 14 D - Pol. Alameda
29006 - Málaga

Impreso en España

Puedes seguirnos en Facebook, Twitter, YouTube e Instagram.

Dr. Edward F. Group III

La Limpieza de
COLON

**Completo programa
de desintoxicación
para hacer en casa**

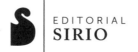

EDITORIAL
SIRIO

Este libro está dedicado a ti. El hecho de saber que estoy ayudando a muchas personas cada día es lo que me ha servido de inspiración a lo largo de todos los años que he dedicado a la investigación. Tú eres mi motivación y mi pasión. Si no fuera por ti, nunca hubiera escrito este libro. De modo que te doy las gracias de todo corazón.

ÍNDICE

AGRADECIMIENTOS

Son tantas las personas que me han apoyado, han creído en mí, me han dado esperanza y han compartido conmigo información que literalmente puedo decir que han cambiado mi vida. La lista de todos los que merecen mi agradecimiento es muy larga. Sin embargo, como desafortunadamente cuento con un espacio limitado, me gustaría expresar mi sincera gratitud a todos aquellos que siguen siendo parte de mi vida. Aprecio mucho la confianza y el apoyo que me habéis ofrecido a lo largo de los años.

Quiero agradecer especialmente a mi familia directa, mi madre y mi padre, que están en el cielo; mi amada esposa, la doctora Daniela Group; nuestro hijo recién nacido, Edward IV; el doctor G. Thetis Group; la doctora Joan Roberts; Jon Group y familia; Mika (*Volim Te Puno*); Tea y Jon Pollock, y mi sobrino favorito, Luka. Muchas gracias por todo vuestro amor y apoyo.

Y, por supuesto, quiero agradecer a todos los miembros de la familia de Global Healing Center ('centro de curación global') por vuestro compromiso con la excelencia, por todas vuestras ideas y los esfuerzos que realizáis día tras día, y por creer y respaldar mi visión en la tarea de ayudar a las personas a recuperar su salud cada día.

EL SECRETO PARA LA SALUD

T e revelaré un pequeño secreto —en realidad, un enorme secreto—. ¿Quieres conocer la única razón, y la más importante, por la que cientos de millones de personas en todo el mundo tienen mala salud? El secreto es que necesitan limpiar su cuerpo de forma regular, comenzando por los intestinos y el colon. Y después de hacerlo deberían tomar medidas para reducir las toxinas que ingieren y absorben cada día a través de los alimentos, el agua, los fármacos, el estrés y otros elementos presentes en su entorno personal. La buena noticia para *ti* es que este libro te ayudará a empezar a asumir la responsabilidad de tu propia salud partiendo de una limpieza interna. Desvelar este secreto es el regalo que te ofrezco.

He dedicado mi vida profesional como médico naturista a descubrir cuál es la mejor medida que podemos tomar para mejorar nuestra salud. Creo firmemente que por fin he encontrado la respuesta. Si deseas recuperarte de una enfermedad, o prevenirla, debes comenzar a desintoxicar *ahora mismo* tu cuerpo, empezando por el colon. Este libro te enseñará todo lo que necesitas saber para gozar de una salud óptima. Es una guía detallada que garantiza una solución a largo plazo. Después de todo, ¿cuál es el sentido de aprender a limpiar tu colon si luego vas a retomar los mismos hábitos que causaron la enfermedad? Aunque para mí es muy fácil enseñarte de qué forma puedes combatir los síntomas, en realidad las verdaderas respuestas llegan cuando aprendes a gestionar las causas subyacentes a los problemas que afectan a tu salud y luego actúas en consecuencia.

De manera que voy a contarte mis secretos para superar las enfermedades y disfrutar de una vida más sana y feliz.

Realmente me entusiasma la idea de compartir contigo las conclusiones a las que he llegado después de años de investigación; es lo que he hecho recientemente en la «Conferencia internacional de ciencia y conciencia», en Santa Fe (Nuevo México). Ante una gran audiencia formada por científicos internacionales, médicos naturistas y doctores en medicina, revelé uno de los secretos de la salud más ignorados en todo el mundo. También comenté que todos deberíamos considerar que es lamentable que se haya ocultado a la opinión pública esta información y no se la haya incluido en la formación médica estándar. Después de quince años de investigación, finalmente he conseguido juntar todas las piezas y estoy convencido de que esta información es la clave para prevenir las enfermedades y curar el cuerpo de forma natural.

Durante años me he centrado en ayudar a mis pacientes a comprender la importancia que tiene la limpieza interna del cuerpo, y a practicarla de forma regular. He trabajado intensamente con ellos y he sido testigo de sus efectos en la prevención y la curación de prácticamente cualquier enfermedad conocida por la medicina. Suelo decirles que a menudo es poco productivo, e incluso puede ser perjudicial, buscar las respuestas en la ciencia cuando en realidad la explicación de sus dolencias suele ser bastante simple y está delante de sus narices.

Y también quiero compartir contigo esta innovadora información, porque sé que quieres potenciar tu salud, y tal vez también ayudar a tus amigos y familiares a recuperar su bienestar y prevenir futuras enfermedades.

Tal como explico detalladamente en este libro, los intestinos son el primer punto de ataque para la mayoría de los agentes patógenos. Cada día, millones de toxinas y parásitos se abren camino hacia el flujo sanguíneo a través del tracto intestinal causando toxicidad en la sangre y, como consecuencia, sobrecargan el hígado y se infiltran en todo tipo de tejidos. Mi opinión es que este proceso es el origen del mecanismo de la enfermedad.* Una pequeña cantidad de toxinas nocivas penetran en el cuerpo a través de la piel y los pulmones, por contacto directo y por la respiración. Los agentes patógenos incluyen parásitos internos y también grandes cantidades de toxinas procedentes, como ya he señalado, de los alimentos, el agua, el estrés, los fármacos y otros elementos.

Cuando los intestinos se tornan tóxicos, son incapaces de absorber correctamente los nutrientes de los alimentos porque están llenos de capas de residuos, antiguos y compactados, que estrechan los pasajes produciendo estreñimiento y otros problemas intestinales. Si no se eliminan las toxinas de los intestinos de forma regular, llegan nuevamente al flujo sanguíneo, un trastorno que se conoce como síndrome del intestino permeable, y finalmente desencadenan una enfermedad.

Y tú te preguntarás: ¿por qué motivo esta función de los intestinos es un secreto tan bien guardado? Tal vez la explicación más apropiada sería «falta de conocimiento». Pídele a cualquier médico que te explique detalladamente cuál es la función de los intestinos, y te garantizo que no será capaz de ofrecerte una respuesta definitiva.

La ciencia de la medicina puede explicar la función de cada órgano del cuerpo excepto la del apéndice. ¿Te parece raro? En tal

---

* N. de la T.: El autor hace aquí un juego de palabras separando el término *disease*, 'enfermedad', con un guion: *dis-ease*, que significaría falta o ausencia de confort, tranquilidad o bienestar.

caso, ¿por qué crees que tantas personas son operadas de apendicitis (en los Estados Unidos se practican más de doscientas mil apendicectomías cada año)? Los médicos todavía no saben qué es el apéndice, y mucho menos cuál es su función. Los métodos de tratamiento habituales, tal como se enseñan en las facultades de medicina, indican extirpar el órgano cuando se inflama. ¿Por qué? La industria médica se ha dado cuenta de una verdad muy simple: sin apéndice estás destinado a sufrir todo tipo de enfermedades y, por lo tanto, los médicos pueden venderte más fármacos, someterte a más operaciones innecesarias o (incluso peor) aplicar un tratamiento de radioterapia que resulta mortal, una «cura» que definitivamente es peor que la enfermedad. Pero ¿por qué es tan importante el apéndice? Mi teoría es la siguiente: este órgano se encuentra en la unión de los intestinos grueso y delgado, donde actúa como un regulador y comunicador corporal. Supervisa el pH interno, la presencia de cargas tóxicas y el cierre y la apertura de la válvula ileocecal, y además envía mensajes al sistema inmunitario relacionados con la actividad de los intestinos. El apéndice está compuesto por tejido linfoide (células inmunitarias) y regula las funciones linfáticas, exocrinas, endocrinas y neuromusculares. Es como una estación de retransmisión de una microcomputadora para el cuerpo. Acaso te preguntes por qué el ordenador que regula el cuerpo está situado en el colon, habiendo tantos otros lugares. Mi respuesta es: ¿y por qué no?

¿Por qué no se enseña a los médicos a prevenir las enfermedades en lugar de ocuparse de sus síntomas? Después de todo, si en las facultades de medicina se enseñaran medidas de prevención y de limpieza corporal, muchas enfermedades que damos por descontadas simplemente dejarían de existir. La gigantesca industria farmacéutica, y todos esos estudios de investigación médica que son financiados en gran medida por los gobiernos y los ejércitos de personal sanitario disponible las veinticuatro horas del día en cada pueblo y ciudad serían innecesarios si los ciudadanos descubrieran que todo lo que deben hacer para conseguir una salud óptima es mantener limpios los intestinos, el hígado y el cuerpo en general. (Acaso entonces encontraríamos un uso mejor para los cientos de millones de dólares que se invierten en el así llamado «sistema sanitario»).

Tal vez los médicos, al igual que el resto de la población, sientan vergüenza de hablar de la eliminación de los residuos corporales y lo consideren un tema tabú. Con demasiada frecuencia el sistema digestivo, y el colon en particular, son vistos como «órganos de segunda clase» porque consideramos que es un tema sucio y desagradable del que no apetece hablar. Sin embargo, piensa por un momento en la importancia que tienen estos elementos en el gran esquema de la vida biológica. Los intestinos son el primer punto de exposición y, en consecuencia, la primera línea de defensa contra una miríada de toxinas a las que estamos expuestos cada día. Después de acumular tóxicos durante años, el hígado (otro órgano vital) también resulta afectado y debe ser desintoxicado de forma regular.

Cuando inicié mis prácticas en medicina natural, me dediqué a atender los casos más graves de cáncer y enfermedades degenerativas porque me apasionaba el desafío. En la primera consulta los pacientes a veces me preguntaban: «¿Qué es lo que va a hacer usted por mí que los otros médicos no consiguieron hacer?». Y yo les respondía: «Déjeme hacerle una pregunta. ¿Qué hicieron los demás médicos para limpiar y desintoxicar su organismo *antes* de recetarle todo tipo de fármacos o suplementos?». Y prácticamente todos ellos respondían con desconcierto: «¿Limpiar? ¿A qué se refiere?».

Y no me limité a explicarlo. Me dediqué a *mostrar* a mis pacientes los efectos positivos de una limpieza interna para su salud y les comuniqué que su cuerpo era el mejor médico que tenían. Les enseñé que cuando el cuerpo está limpio es capaz de activar sus propios mecanismos de autocuración. Cuando volvían a la consulta, me comentaban con sorpresa que la mitad de sus síntomas

habían desaparecido, a pesar de que ni siquiera habíamos empeza-
do a tratar sus problemas de salud. Los resultados procedían únicamente del programa de limpieza que había diseñado para cada
uno de ellos. Con toda modestia, les aseguraba que yo realmente
no «curaba» a nadie puesto que la verdadera curación la realizaba
el propio cuerpo. Cada persona tiene la responsabilidad de curarse
a sí misma. La definición de un buen médico es *un maestro, y no una
persona que extiende recetas*. Mi responsabilidad es enseñar a alguien
como tú de qué forma puede curarse; de hecho, es mi obligación
moral como médico.

Por tanto, este libro ha sido concebido para enseñarte cómo
puedes recuperar tu salud por tus propios medios activando tu
mecanismo de autocuración. En la primera parte comparto contigo mi «secreto para la salud»: eliminar la mayor cantidad posible
de toxinas de manera regular (o incluso diariamente) antes de que
lleguen a infectar tus intestinos y provoquen una enfermedad. En
la segunda parte te enseño de qué diferentes formas absorbes las
toxinas o estás expuesto a ellas a través de los alimentos y las bebidas, el aire y el agua, los fármacos y el estrés, los metales pesados y
la radiación, y los parásitos. A lo largo del libro, presento diversos
métodos prácticos y específicos para que reduzcas o elimines toxinas, domines adicciones alimentarias que no son sanas para ti, y te
ocupes firmemente de los mecanismos que generan toxinas y cuya
existencia acaso desconozcas. A medida que progreses en la lectura también encontrarás técnicas que puedes utilizar para reprogra-
mar algunos de tus «malos» hábitos. Al final del libro incluyo una
sección donde presento una amplia gama de productos y servicios
a los que puedes recurrir a modo de ayuda, así como también un
glosario de los términos y problemas de salud más importantes.

En cuanto alguien comienza a practicar la limpieza interna
para recuperar su salud es bastante frecuente que también desa-
parezcan sus problemas emocionales. ¿Alguna vez sientes como
si estuvieras viviendo en medio de la niebla, todo parece estar

ligeramente desenfocado, y ya no puedes concentrarte como solías hacerlo? Este aturdimiento perpetuo no está causado únicamente por el proceso natural de envejecimiento. Tu claridad mental está afectada por las sustancias tóxicas que consumes. Los materiales químicos tóxicos interrumpen la regulación hormonal y bioquímica alterando las señales eléctricas presentes en el agua que rodea nuestras células y en nuestra sangre. Como resultado, se produce una alteración en el cerebro y en el hígado que causa depresión, trastornos del ánimo y otras perturbaciones emocionales.

Piensa en la última vez que te sentiste realmente saludable. Dedica un momento a recordar cómo se sentían tu mente, tu cuerpo y tu espíritu. Probablemente tenías confianza en ti mismo y estabas dispuesto a afrontar el nuevo día porque te sentías *en plena forma*, y tu aspecto así lo demostraba. Te amabas a ti mismo, y deseabas experimentar la vida en su más amplia y rica variedad. Disfrutabas de tus relaciones con las personas de tu entorno más íntimo, de tu círculo social, de tu comunidad y del mundo. Bien, puedo asegurarte que si eres fuerte y pones en práctica el «secreto» que revelo detalladamente en este libro, puedes volver a sentirte así. Cuando limpias tu cuerpo regularmente y acabas con los hábitos que son perniciosos para tu salud, vuelves a recuperar la confianza en ti mismo y tu sentido de identidad, e incluso la esperanza por el futuro. Puedes recuperar la seguridad y sentir que eres capaz de conseguir todo lo que te propongas. Esto favorece el éxito de todo lo que manifiestes a través de tus pensamientos y acciones.

Ya no hay más secretos. Te deseo felicidad y bienestar, ¡y un colon saludable!

PRIMERA PARTE

LA SALUD EMPIEZA
EN EL COLON

Capítulo 1

¿QUÉ ES UN COLON TÓXICO?

S i no has leído la introducción, te ruego que vuelvas atrás y lo hagas. Así comprenderás mucho mejor todo lo que he escrito en este libro.

Vamos a suponer por un momento que tu cuerpo es un automóvil. Aproximadamente cada cinco mil kilómetros es preciso cambiar el aceite y los filtros, que se han ensuciado con los residuos negros y pegajosos del motor. Esta acumulación de residuos contaminados hace que el motor tenga que trabajar mucho más para mantener las ruedas en movimiento. Todo ese trabajo suplementario aumenta el desgaste del motor, y si no se hace algo al respecto, más tarde o más temprano comenzará a fallar.

Sin embargo, la mayoría de nosotros conducimos nuestros coches solamente unas pocas horas cada día y cambiamos el aceite cada dos o tres meses. Tu cuerpo, en contraste, funciona veinticuatro horas al día, siete días a la semana y los trescientos sesenta y cinco días del año. Y la mayoría de nosotros pasamos años, y más años, sin limpiar el interior de nuestro cuerpo.

En varios sentidos y de muy diferentes maneras, tu colon es como el tubo de escape que hay en la parte inferior de tu coche. El gas del depósito de combustible se absorbe y se dirige hacia el motor, y allí se mezcla con aire y aceite para crear el fuego que mueve los pistones que generan la energía para que las ruedas giren, hasta que finalmente los gases de escape son expulsados. Se trata de un proceso complicado que requiere un equilibrio casi perfecto de diversas reacciones mecánicas, eléctricas y químicas. Y, como sucede con cualquier reacción, estos procesos crean determinados subproductos o toxinas. En el caso de tu coche, esas toxinas son las emisiones de escape.

En gran parte, tu cuerpo trabaja de la misma forma. Los alimentos que ingieres son enviados desde el estómago hacia los intestinos, donde se combinan y se descomponen para crear la energía que, en última instancia, es lo que te mantiene en movimiento. Los alimentos que dan energía a tu cuerpo también crean determinados subproductos. Si los intestinos funcionan correctamente, dichos subproductos se eliminan entre dos y cuatro veces al día a través de los movimientos intestinales regulares.

¿Sabes qué es lo que sucede cuando el motor de tu coche no funciona adecuadamente y su tubo de escape se atasca debido a la suciedad contaminada? El motor hace explosiones. Y ¿qué crees que le sucede a tu cuerpo cuando tu colon está congestionado debido a *su* propio tipo de suciedad?

¿Has visto alguna vez un tubo de escape oxidado y corroído hasta el punto de estar completamente agujereado? Además de que debido a esos agujeros el coche no superará un examen de emisiones, el estado del tubo de escape representa un peligro para ti porque los gases tóxicos pueden filtrarse en la cabina de tu coche.

Con el tiempo, tu colon también puede desarrollar pequeños orificios a través de los cuales las toxinas pasan al flujo sanguíneo. Y finalmente dichas toxinas encuentran la forma de llegar a otros órganos y tejidos corporales, donde se descomponen y provocan enfermedades.

Aproximadamente durante los últimos cien años la humanidad ha contaminado el aire, los alimentos, el agua y prácticamente todo lo que ha tocado. Muchos de nosotros simplemente observamos cómo se desarrollan todos estos cambios a nuestro alrededor y nos decimos: «Bueno, de todos modos nada de eso llegará realmente a afectarme». Cuando vemos un documental sobre el calentamiento global, o en las noticias anuncian una nueva y alarmante fuente de contaminación, quizás pensemos que nosotros no estamos involucrados en lo que está sucediendo.

Recapacita. Nuestros cuerpos están absorbiendo esta contaminación tóxica. Y la dura realidad es que una de cada dos personas desarrolla algún tipo de cáncer. Hoy en día existen más enfermedades que nunca.

Puede ser difícil de creer, pero básicamente todas las toxinas de las que hablaré en este libro (y eso significa *muchas* de ellas) entran en nuestro cuerpo a través de la boca, la nariz o la piel, y se absorben directamente a través de los intestinos.

La mayoría de la gente cree que las toxinas que consumen afectan únicamente a su hígado y a sus riñones, pero eso no es toda la verdad. Aunque estos órganos son capaces de procesar gran cantidad de toxinas, aproximadamente en ocho de cada diez personas mayores de treinta años, el hígado se sobrecarga y la carga general de toxinas presentes en el cuerpo supera los límites normales. En definitiva, la única opción que tienen es volver a descargar el exceso de sustancias tóxicas de su cuerpo.

Normalmente, el hígado intenta transformar las sustancias que recibe del sistema digestivo en nutrientes que podemos aprovechar. El problema es que tanto nuestro hígado como nuestros intestinos se ven obligados a procesar más toxinas de las que realmente son capaces de transformar. Rápidamente quedan atrapados en un círculo vicioso en el cual las toxinas son trasladadas de un lado a otro. Como consecuencia, todos nuestros órganos son sometidos a un exceso de trabajo que es peligroso, en especial nuestros intestinos.

Antes de seguir adelante me gustaría hacer una aclaración. Con el fin de facilitar la lectura, me referiré al *colon* y los *intestinos* como una sola entidad. Aunque este libro trata de la limpieza de colon, si enfocáramos el tema simplemente en él sin ocuparnos del tracto intestinal completo, abordaríamos únicamente la mitad del problema. Es preciso limpiar de manera regular el intestino delgado y el colon (intestino grueso) para mejorar nuestra salud.

Otra palabra que encontrarás con frecuencia en este libro es *toxina*. Por definición, una toxina es una sustancia de origen orgánico que es dañina para los tejidos vivos.

Una vez más, con el propósito de simplificar, utilizaré el término *toxina* de forma genérica para referirme a cualquier sustancia extraña que amenaza tu salud en cuanto se introduce en tu cuerpo. Porque, en última instancia, independientemente de que hablemos de contaminantes presentes en el aire que proceden de una refinería o de un subproducto tóxico producido por el crecimiento excesivo de una levadura en tus intestinos, los resultados son los mismos: enfermedades y colon tóxico.

Pese a que un conocimiento general del funcionamiento interno del colon y sus procesos podría facilitar la comprensión de lo que se expone en este libro, de ninguna manera es necesario. Por lo tanto, sin más dilación vamos a resumir su anatomía y su fisiología de una manera rápida y sencilla.

¿QUÉ ES EXACTAMENTE LO QUE HACE EL COLON?

El colon, o intestino grueso, es uno de los componentes principales de nuestro sistema digestivo. Básicamente, está formado por el mismo tipo de tejidos que hay en la garganta, el estómago y el intestino delgado, aunque el colon tiene algunas características singulares que lo distinguen del resto del tracto digestivo. En primer lugar, ninguna parte del intestino grueso produce enzimas digestivas; de eso se ocupa exclusivamente el intestino delgado. El colon está dividido en cuatro sectores: el *colon ascendente*, el *colon transversal (o transverso)*, el *colon descendente* y el *colon sigmoide*. Para hacerte una idea, mira la figura 1.

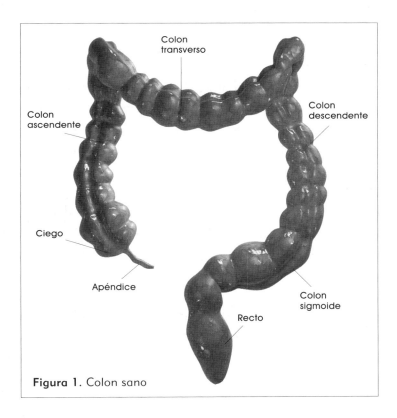

Figura 1. Colon sano

Después de abandonar el intestino delgado, los residuos llegan al colon ascendente, que se encuentra en el lado derecho del abdomen. Como posiblemente ya habrás adivinado, el colon ascendente mueve los residuos hacia arriba en dirección al colon transverso, que cubre el espacio que hay hasta el colon descendente, que, a su vez, transporta los residuos hacia el colon sigmoide y el recto.

La mayoría de las vitaminas y los nutrientes que nuestro cuerpo aprovecha de los alimentos que ingerimos ya han sido absorbidos por el intestino delgado antes de llegar al colon. El trabajo esencial de este último, es absorber el agua sobrante para poder condensar los residuos blandos en residuos sólidos. También absorbe nutrientes seleccionados que están ligados con agua, como por ejemplo los electrolitos.* Pero, como pronto descubrirás, el colon y el intestino delgado también pueden absorber toxinas peligrosas, que desafortunadamente son la causa principal de prácticamente *todas* las enfermedades degenerativas.

Un colon sano es fundamental para tu bienestar general. El colon es mucho más que un simple tubo por el que pasan los alimentos que consumes en su camino hacia el exterior del cuerpo; de hecho, es una zona clave del sistema digestivo. Cuando el colon deja de funcionar correctamente, la digestión se interrumpe y el cuerpo no es capaz de absorber las vitaminas, minerales y demás nutrientes esenciales de los que depende para desarrollarse y prosperar. Y no solo eso, un colon que no está sano también tiene menos capacidad para deshacerse de las toxinas que llegan a él.

¿CUÁL ES LA CAUSA MÁS IMPORTANTE DE QUE EL COLON NO FUNCIONE ADECUADAMENTE?

Como es evidente, los alimentos que ingerimos tienen mucho que ver con el buen estado de salud de nuestro colon. No obstante, si conservar limpio el colon fuera tan sencillo como hacer unos pequeños cambios en nuestros hábitos alimentarios, ¿por qué la incidencia de las enfermedades sigue aumentando incluso entre personas que llevan una dieta aparentemente saludable? La respuesta va más allá de nuestra dieta: tiene que ver con nuestra *exposición constante a las toxinas cotidianas.*

---

* N. de la T.: En el mundo de la nutrición, se emplea la palabra *electrolito* más específicamente para referirse a los minerales disueltos en los fluidos del cuerpo, creando iones con carga eléctrica. Los electrolitos más importantes en la nutrición son el sodio, el potasio, el calcio, el magnesio y el fósforo.

Todos los días atravesamos un mar de sustancias tóxicas que nuestro cuerpo simplemente no está diseñado para procesar. Ingerimos alimentos que contienen sustancias químicas y bebemos agua y bebidas contaminadas. Respiramos aire contaminado en lugar de un aire limpio y rico en oxígeno. Y cuando finalmente advertimos que nuestro organismo comienza a bloquearse, la mayoría de nosotros visitamos al médico para pedirle ayuda.

Y todos sabemos muy bien lo que sucede a continuación. Los médicos prescriben fármacos sintéticos que nuestro cuerpo tampoco está diseñado ni equipado para recibir. Es verdad que los medicamentos pueden ayudar a aliviar nuestros síntomas durante algún tiempo; sin embargo, *no tratan la verdadera causa de la enfermedad.*

Lo creas o no, prácticamente todas las enfermedades conocidas por la ciencia médica son causadas, desencadenadas o agravadas por un colon tóxico. Y, como ya he explicado en la introducción, casi todas las toxinas que entran en nuestro cuerpo lo hacen a través del tracto intestinal. El problema es el siguiente: las toxinas no siempre encuentran la salida en el momento oportuno, de modo que quedan atrapadas en las mucosas intestinales y alteran el funcionamiento del sistema digestivo. Esta situación permite que vuelvan a filtrarse en nuestro cuerpo y, como consecuencia, este se debilita y la función intestinal se ralentiza todavía más.

Desafortunadamente, hasta la fecha la gran mayoría de los médicos no aceptan la importancia que tiene la limpieza del tracto intestinal para la salud. Y no solamente para la salud digestiva, sino también para la salud general.

CREO VER UN PATRÓN EMERGENTE

Si las toxinas no se eliminan regularmente del colon, se «filtran» en el flujo sanguíneo a través de las paredes intestinales, lo que se conoce como síndrome del intestino permeable (ver la figura 16, en la página 174), y provocan enfermedades degenerativas que con el paso del tiempo deterioran los tejidos afectados.

¿De dónde proceden exactamente todas esas toxinas? Y, lo que es más importante, ¿qué podemos hacer tú y yo para prevenirlas y mantener nuestra preciada salud? Como ya sabes, el estado de nuestro medioambiente deja mucho que desear. Pero ¿acaso conoces los motivos específicos por los cuales todos estos factores nos están haciendo daño? ¿O exactamente de qué forma nos hacen daño?

El medioambiente al que estás expuesto es lo que causa las enfermedades. Muy pocos de nosotros tenemos un comportamiento proactivo para proteger nuestros cuerpos de las toxinas, y mucho menos para combatir las grandes industrias y empresas que son las principales responsables de generarlas. Para comprender realmente los efectos que las toxinas tienen en nosotros, debes entender primero los factores personales que afectan exclusivamente a tu cuerpo. ¿Consumes alimentos sanos diariamente? ¿Practicas suficiente ejercicio cada día? Y, algo que con mucha frecuencia se pasa por alto, ¿cuál es la altura de tu umbral tóxico personal?

¿HASTA QUÉ PUNTO ESTÁ CONGESTIONADO NUESTRO COLON?

Más de cuarenta millones de personas en los Estados Unidos tienen sobrepeso. Yo diría que eso es estar bastante congestionado. El Center for Health and Health Care in Schools ('centro para la Salud y los cuidados sanitarios en los colegios'), de la Universidad George Washington, informa que «el porcentaje de niños escolarizados con edades entre seis y once años que tienen sobrepeso se duplicó con creces entre los últimos años de la década de los setenta y el año 2000, pasando de un 6,5 % a un 15,3 %. El porcentaje de adolescentes que sufren sobrepeso con edades comprendidas entre los doce y los diecinueve años aumentó del 5,0 % al 15,5 % durante el mismo periodo de tiempo». En la actualidad es posible afirmar que la mala salud de los adultos a menudo se debe a malos hábitos alimentarios en la infancia.

¿Qué revelan estos hallazgos? Con toda seguridad nos indican que estamos criando niños obesos que llegarán a ser adultos obesos. Pero si nos ocupamos de leer cuidadosamente entre líneas, también nos dicen que generaciones de estadounidenses padecen estreñimiento durante toda su vida. Sí, de acuerdo con las predicciones actuales es muy probable que los niños que hoy tienen sobrepeso sean adultos obesos en el futuro. No obstante, podemos acabar con estas estadísticas e impedir que estos niños estén condenados a la obesidad.

Pero primero debemos comprender cómo se relaciona todo esto con un colon tóxico.

Esta tendencia epidémica al aumento de la grasa corporal parecería no estar estrechamente relacionada con la toxicidad del colon. Sin embargo, resulta muy ilustrativo hablar de dos aspectos que normalmente causan toxicidad en el colon: *una dieta deficiente y la falta de ejercicio físico*.

Una dieta bien equilibrada es esencial para mantenerse delgado, saludable y libre de toxinas. El aumento repentino de kilos que te muestra la balanza del baño tiene menos que ver con lo que entra en tu cuerpo que con lo que sale de él; o en este caso, de lo que no sale. Por lo general, siempre son los mismos alimentos grasos los que generan un aumento de peso que provoca el bloqueo del colon.

Lo creas o no, los residuos endurecidos que obstruyen la actividad intestinal pueden contribuir al aumento de peso. Probablemente en algún momento hayas oído que cuando John Wayne estaba a punto de morir tenía más de dieciocho kilos de residuos incrustados en su colon. Aunque en realidad esto es una leyenda urbana, se estima que al llegar a los treinta años el estadounidense medio tiene *entre cinco y siete kilos de materia fecal endurecida incrustada* a lo largo de las paredes laterales de los intestinos o en zonas distendidas de su tracto intestinal.

Eso significa toda una vida de toxinas que se descomponen en el interior del cuerpo. Esta situación podría haberse evitado si la mayor parte de dichas toxinas se hubieran eliminado por movimientos intestinales consistentes y saludables, y por una limpieza regular de colon. Los residuos tóxicos se acumulan con el paso del tiempo y pueden producir una inflamación de las paredes intestinales. Este es simplemente uno de los diversos síntomas más evidentes de la toxemia intestinal, o tal como se ha denominado, de un colon tóxico.

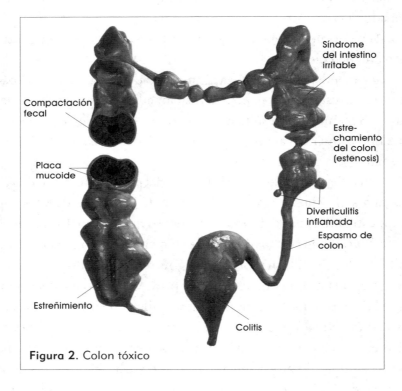

Figura 2. Colon tóxico

Es fácil ver cuál es la diferencia entre un colon sano y otro que no lo es. El colon que se muestra en la figura 1 (página 27) es obviamente un colon sano y lleno de vida. Desafortunadamente, la mayoría de los cólones se parecen mucho más al colon no saludable y lleno de toxinas que se presenta en la figura 2 (página 32), donde se muestra una variedad de trastornos intestinales para ilustrar el problema.

Puede parecer una tontería, pero escuchar los mensajes de la naturaleza es una de las cosas más importantes que puedes hacer para mantener tu salud. Muchas personas están tan ocupadas que simplemente no tienen tiempo para evacuar sus intestinos cuando sienten la urgencia de hacerlo. Algunas prefieren defecar únicamente en su propia casa, y hacen enormes esfuerzos para evitar los aseos públicos mientras están en el trabajo o cuando salen a hacer recados. Pero si la demora es demasiado larga, o demasiado frecuente, ignorar la necesidad de evacuar puede ocasionar estreñimiento y compactaciones fecales; ambos contribuyen a desarrollar toxinas en el colon.

El estreñimiento y la impactación fecal pueden causar que el tránsito de las heces sea más lento. Hablar de *tiempo de tránsito* básicamente es una forma simple de describir «el tiempo que nuestro cuerpo necesita para procesar los alimentos y eliminar los residuos».

Si los alimentos no digeridos permanecen en el cuerpo demasiado tiempo, las proteínas se pudren, los carbohidratos fermentan y las grasas se ponen rancias. Esto modifica los componentes de los alimentos, que dejan de ser beneficiosos y se vuelven nocivos. Estos alimentos putrefactos se acumulan en el interior del colon y dificultan cada vez más los movimientos intestinales regulares.

¿DE QUÉ MANERA CAUSAN ENFERMEDADES TODAS ESTAS «TOXINAS»?

¿Has advertido alguna vez que algunas personas que fuman, beben y nunca hacen ejercicio a pesar de todo tienen una vida larga y saludable? ¿Y sin embargo otras que tienen hábitos saludables y dietas vegetarianas equilibradas desarrollan enfermedades? Esto parece no tener ningún sentido, ¿verdad?

Cada persona tiene su nivel individual de tolerancia a las sustancias químicas y a otro tipo de sustancias que llegan al interior del cuerpo. Esa tolerancia depende de factores como el estilo de vida, la exposición al medioambiente, los niveles de estrés e incluso la genética. Esto se conoce como el *umbral tóxico* del cuerpo, es decir, hasta qué punto el cuerpo es capaz de gestionar diariamente todas las sustancias tóxicas ingeridas antes de comenzar a producir síntomas.

He creado un cuadro (ver página 36) para ejemplificar de qué forma todo lo que menciono en este libro contribuye a crear un colon tóxico e indicar la enorme importancia de la limpieza intestinal regular. No obstante, debes tener en cuenta que no hay forma de saber exactamente cuántas toxinas de cada categoría absorbes cada día. He hecho todo lo posible para calcular los factores de riesgo y ofrecer un promedio de las toxinas para cada categoría.

Estos cálculos están en el extremo inferior de la escala. *Cada veinticuatro horas la mayoría de las personas consumen entre dos y tres veces la cantidad que indico en el cuadro.* Según cuáles sean tus opciones personales en relación con tu salud y tu exposición medioambiental cotidiana, estos números podrían ser superiores a los ejemplos que doy, o (si eres afortunado) también podrían ser inferiores.

Esto puede parecer una cifra considerable, casi inconcebible, de toxinas. Y lo es. *Pero hay que tener en cuenta que una simple bolsa de un sustituto sintético del azúcar puede contener más de diez mil moléculas tóxicas.*

No te preocupes. En los capítulos seis y siete explicaré cada tipo de toxinas con todo detalle y te diré exactamente lo que debes hacer para eliminar o modificar la situación.

Si el cuerpo únicamente es capaz de gestionar un millón de toxinas cada día, pero tú estás expuesto a más de un millón ochocientas mil toxinas durante ese mismo lapso de tiempo, tu cuerpo debe trabajar mucho más, y gastar mucha más energía, para procesar o almacenar esos compuestos. Esencialmente, tu cuerpo está sobrecargado las veinticuatro horas del día, y un día tras otro.

Pero ¿cómo puedes comprobar lo que está pasando en tu cuerpo los trescientos sesenta y cinco días del año?

Me gusta poner el ejemplo de «un millón», porque es una cifra bonita a la vez que escalofriante, pero en realidad es una cifra bastante baja. El revestimiento de tus intestinos está directamente expuesto todos los días a la combinación de *todas* las toxinas enumeradas, y si no son eliminadas se infiltran en la sangre e inician el proceso de la enfermedad.

En la segunda parte de este libro explicaré de qué forma la enfermedad se desarrolla debido a un colon tóxico. Tendré que hablar de algunos factores un poco impactantes, pero el objetivo de este libro es enseñarte a prevenir las enfermedades, limpiar correctamente tus intestinos y eliminar (o contribuir a eliminar) las afecciones que amenazan tu cuerpo para que puedas disfrutar de una vida más sana y feliz. Creo que además de comprender los síntomas actuales que padeces, necesitas saber cómo tratar y eliminar la causa esencial de tus problemas de salud.

En lugar de confiar exclusivamente en el sistema médico, también tenemos otras opciones a nuestra disposición. Podemos negarnos a tomar los fármacos que nos recetan o rechazar una cirugía que promete liberarnos de nuestros síntomas. Ni los fármacos ni las operaciones erradican la causa real del problema.

Y esa es la razón por la que he escrito este libro. Quiero que comprendas por qué existe en la actualidad una pronunciada tendencia a sufrir enfermedades degenerativas y a tener un colon tóxico. El motivo es una combinación de factores directamente relacionados con el medioambiente al cual estás expuesto. No es una toxina en particular la que provoca la enfermedad (como por ejemplo, el mero hecho de fumar, beber o alimentarse mal). *Se trata de una combinación de muchos factores diferentes causados por una enorme cantidad de toxinas que entran en el cuerpo, y una insuficiente cantidad de toxinas que salen de él.*

Creo que el colon es el órgano más desatendido, probablemente debido al pudor o al desconocimiento de la importancia que tiene en la jerarquía de nuestros problemas de salud. El caso es que, por lo general, el colon no recibe tanta atención como el resto de nuestros órganos. Y esto ocurre a pesar de ser tan esencial para la vida como los demás; de hecho, puede ser un factor determinante para que nos sintamos fenomenal o, por el contrario, para que nuestra vida esté plagada de enfermedades y síntomas de agotamiento.

Ahora que ya sabes que tu cuerpo solamente puede procesar alrededor de un millón de toxinas cada día, y que dichas toxinas entran en él principalmente a través de los intestinos, vamos a estudiar más detenidamente algunos de los trastornos intestinales más comunes.

Ejemplos de ingesta diaria potencial de toxinas

Ya he dicho que tu cuerpo solo puede gestionar un millón de toxinas cada veinticuatro horas antes de colapsar. Cada veinticuatro horas estás aproximadamente expuesto al siguiente número de toxinas:

Toxinas procedentes de los alimentos: 325.000
Ejemplos: harina blanca; azúcar presente en los postres; hormonas y antibióticos; soja; pesticidas; alimentos modificados genéticamente; alimentos procesados, enlatados, envasados y precocinados; GMS (glutamato monosódico); aceites hidrogenados; comida rápida, y más.

Toxinas procedentes de las bebidas: 160.000
Ejemplos: leche pasteurizada; refrescos; bebidas dietéticas; bebidas energéticas; bebidas deportivas; zumos concentrados; café; alcohol; azúcares refinados, endulzantes y colorantes artificiales, y más.

Toxinas presentes en el aire: 200.000
Ejemplos: combustibles fósiles, benceno, humo, residuos de estelas químicas, liberación de gases de pinturas, liberación de gases de moquetas, caspa de mascotas, moho y mildiú, ácaros del polvo, aparatos de aire acondicionado, productos de limpieza y muchos más.

Toxinas presentes en el agua: 150.000
Ejemplos: arsénico, flúor, cloro, residuos de fármacos, pesticidas, combustible para cohetes (perclorato), bisfenol A (toxinas de las botellas de plástico del agua,) C8 (sustancia química utilizada para fabricar el teflón), bacterias, parásitos y muchos más.

Toxinas procedentes de los fármacos: 180.000
Ejemplos: aluminio, mercurio, quimioterapia, piezas de animales sacrificados, sustancias químicas sintéticas, pegamentos tóxicos para el hígado, masillas, aglomerantes, colorantes artificiales, espermicidas, hormonas sintéticas, vacunas y más.

Toxinas procedentes de microbios y otros parásitos: 525.000
Ejemplos: bacterias, levaduras, hongos, lombrices, amebas y virus (todos los cuales viven a expensas de un organismo huésped, en este caso, tú). Estos organismos consumen tus nutrientes vitales, luego «evacuan» en tu sistema y secretan cantidades enormes de ácidos perniciosos y residuos tóxicos.

Toxinas procedentes del estrés físico y emocional: 200.000
Ejemplos: depresión, ansiedad, miedo y emociones negativas. Todos ellos provocan que el cuerpo produzca una cantidad excesiva de hormonas del estrés y otros compuestos en un intento de equilibrar esos estados anímicos. Este proceso es peligroso porque el cuerpo realmente se hace daño a sí mismo.

Toxinas procedentes de los metales pesados: 130.000
Ejemplos: utensilios de cocina, desodorantes, pescado, revestimientos dentales con mercurio, cosméticos, latas de aluminio, alimentos,

agua, bombillas, muchos suplementos a base de hierbas, pasta dentífrica, vacunas, pinturas y muchos más.

Toxinas procedentes de la radiación (provoca daño y muerte celular)
Ejemplos: cocinar con microondas, rayos X, fallas sísmicas (estrés geopático), tendidos eléctricos, teléfonos móviles, ordenadores, electrodomésticos, iluminación fluorescente, secadores de pelo, alimentos irradiados y muchos más.

¡La suma total es de: 1.870.000 toxinas cada veinticuatro horas!

Capítulo 2

ENFERMEDADES CAUSADAS POR UN COLON TÓXICO

En este capítulo explicaré de forma concisa algunas de las enfermedades más comunes causadas por la acumulación de toxinas en el colon. En el capítulo anterior me referí brevemente a algunas de ellas y comenté de qué forma las toxinas que absorbes cada día son la causa de estas enfermedades. En la segunda parte me ocuparé de estas toxinas con todo detalle.

En este momento quizás estés pensando que no tienes ningún problema con tus intestinos. Eso es lo que cree la mayoría de la gente, pero por favor sigue leyendo y seguramente te sorprenderás.

ENFERMEDADES INTESTINALES COMUNES PROVOCADAS POR LA EXPOSICIÓN COTIDIANA A LAS TOXINAS

¿Qué es lo que sucede exactamente cuando no limpias regularmente los intestinos y el colon? Todo tipo de cosas. A medida que avances en este capítulo comprobarás que algunas enfermedades te resultan muy familiares, y te sentirás muy satisfecho de poder solucionarlas recurriendo a tratamientos seguros, sanos y constantes. Sin embargo, tal vez haya otros síntomas o trastornos que te resulten sorprendentes, pero que tal vez estén afectando negativamente a la salud de alguno de tus familiares o amigos. Es conveniente que los conozcas por si algún día se manifiestan en tu propio cuerpo.

ESTREÑIMIENTO

El Departamento de Salud y Servicios Sociales de los Estados Unidos ha admitido abiertamente que más del 90 % de los estadounidenses tienen «el colon congestionado».

El estreñimiento es la enfermedad intestinal más común en todo el mundo. Es tan frecuente, y está tan extendido, que se debería catalogar como una epidemia. Independientemente de que pienses o no en ello, tú también sufres estreñimiento. La cruda realidad es que la definición médica de estreñimiento es completamente errónea.

La definición médica de estreñimiento: el tránsito de pequeñas cantidades de heces duras y secas, que habitualmente se eliminan menos de tres veces por semana.

¿Y qué pasó con las deposiciones «tres veces al día»? No tienes más que observar el reino animal: las aves, los caballos, las vacas y todo animal viviente que se alimenta de la tierra (aparte de los seres humanos). Estos animales evacuan sus intestinos varias veces al día, en algunas ocasiones más de diez. ¿Cuándo fue la última vez que viste una vaca estreñida esforzándose por defecar en el campo, o a un caballo en su establo, o a un pájaro en un arbusto? Tus propios hábitos intestinales no deberían ser diferentes. Deberíamos ir al retrete varias veces al día.

*La definición **real** de estreñimiento:* mi opinión profesional es que padeces estreñimiento si no evacuas excrementos blandos al menos dos veces al día. Si los residuos son blandos, inoloros y se eliminan fácilmente como mínimo dos veces al día, diría que no tienes estreñimiento. Pero recuerda que esto no significa que en tu tracto intestinal no haya kilos de materia fecal compactada y dura.

¿Cuáles son los síntomas del estreñimiento?

Muchas personas que sufren estreñimiento sienten que sus evacuaciones intestinales son incompletas. Esa sensación las lleva a esforzarse aún más para eliminar los residuos, corriendo el riesgo de que con el paso del tiempo se produzca una fisura anal o hemorroides, o ambas cosas a la vez. Otros síntomas de estreñimiento incluyen ruidos intestinales, cansancio, mala respiración y manchas cutáneas.

¿Acaso notas que las personas con las que hablas se apartan un poco de ti? Esto podría deberse a que tienes mal aliento la mayor parte del tiempo. El mal aliento es un síntoma de estreñimiento, aunque a menudo no se le presta la atención que merece. No obstante, tiene sentido cuando pensamos en ello. Después de todo, la boca y el estómago están conectados. Un tracto digestivo perezoso debido al estreñimiento puede ocasionar un olor fétido en la boca. Esto se debe a los gases que suben desde el estómago y permanecen en la boca. Además, la halitosis es una señal que produce tu cuerpo para comunicarte algo; alberga la esperanza de que percibas el olor y te ocupes de eliminar la causa mediante una limpieza de tu organismo y suprimiendo las toxinas presentes en tu entorno. Tu cuerpo siempre te da señales cuando algo no va bien. Todo lo que tienes que hacer es escucharlo y estar atento.

Las erupciones de la piel o las manchas cutáneas también pueden ser signos de un colon tóxico y estreñimiento. Este último puede causar acné o agravar los síntomas de un acné ya existente. Muchas personas ignoran que la piel es un órgano muy importante, y que también es responsable de eliminar los residuos. Si el hígado y los riñones están sobrecargados por sustancias tóxicas que deben ser evacuadas del cuerpo, la piel hace todo lo que puede para salir al rescate y ayudar en el proceso.

Los individuos estreñidos están llenos de materia fecal que a la piel le resulta imposible eliminar. No obstante, la epidermis (la capa externa de la piel) puede mostrar signos de sus intentos por deshacerse de las toxinas que afectan al cuerpo, a través de un proceso inflamatorio o desencadenando alguna reacción cutánea.

¿DE QUÉ FORMA LA LIMPIEZA REGULAR DE COLON COMBATE EL ESTREÑIMIENTO?

- Retira las heces incrustadas en las paredes del revestimiento intestinal, y de este modo favorece una mayor absorción de los nutrientes vitales que tu organismo necesita.
- Ayuda a que el tránsito intestinal sea más frecuente.
- Favorece la formación de heces con mejor consistencia y mayor volumen.
- Colabora en la formación de heces que atraviesan el intestino sin esfuerzo.
- Reduce en gran medida las probabilidades de sufrir enfermedades asociadas al estreñimiento.
- Disminuye el número de toxinas que se filtran hacia el torrente sanguíneo.
- Mejora el tiempo del tránsito intestinal.

Muchas personas hacen caso omiso de su estreñimiento, o desafortunadamente no son conscientes de la gravedad del problema porque han convivido demasiado tiempo con él. Se han olvidado de qué es lo que se siente al tener movimientos intestinales normales y sanos. Ignorar el estreñimiento no es una buena idea, pues al hacerlo puedes poner tu salud en peligro. Convivir con él no debería ser una rutina diaria para nadie. El estreñimiento es uno de los precursores de todas las enfermedades intestinales, y también de otras que afectan a otras partes del cuerpo.

Un estreñimiento sin tratar puede dar lugar a trastornos muy graves, como puede ser una obstrucción intestinal que se manifieste a través de un estómago delicado y vómitos. También puede producir episodios de diarrea. Muchas personas que tienen diarrea no pueden comprender que sea causada por su estreñimiento. Lo que se conoce como «diarrea paradójica» se produce cuando las heces blandas pasan junto a la materia fecal incrustada en el colon. Durante esta etapa del estreñimiento, normalmente se recurre a las radiografías para conocer la ubicación exacta de la materia fecal incrustada en los intestinos. En algunos casos graves de estreñimiento es necesario recurrir a la cirugía.

Las buenas noticias son que cuando se mantienen limpios los intestinos y el colon, nunca más se vuelve a sufrir estreñimiento.

SÍNDROME DEL INTESTINO IRRITABLE

Mira a tu alrededor: uno de cada cinco estadounidenses adultos presenta síntomas del síndrome del intestino irritable (SII). El SII, también conocido como colon espástico, se caracteriza por problemas intestinales leves pero persistentes. Sus síntomas pueden incluso suponer un peligro para el colon a largo plazo. El SII puede interferir seriamente en la vida cotidiana de las personas que lo padecen. En la mayoría de los casos, sin embargo, sus factores desencadenantes y sus síntomas pueden tratarse mediante un cambio en la dieta y el estilo de vida, combinado con una limpieza de colon regular.

¿Cuáles son los síntomas del SII?

El dolor y la hinchazón abdominal son las dos molestias más comunes de quienes sufren el síndrome del intestino irritable. También se han documentado otros síntomas. Algunos individuos que sufren estreñimiento manifiestan tener dificultades para defecar y afirman que les requiere esfuerzo. Otros tienen diarrea, el extremo opuesto del espectro. Y también hay otros en los que los episodios de estreñimiento se alternan con los de diarrea.

Además de los síntomas físicos, quienes padecen el SII suelen sufrir depresión y ansiedad, lo que normalmente agrava los síntomas. De un modo similar, los síntomas asociados con este síndrome pueden ser la causa de que una persona se sienta ansiosa y deprimida. De este modo el ciclo se repite por sí mismo.

La ciencia médica todavía no ha identificado la causa específica del SII. Algunas teorías sugieren que muchos de los que lo padecen pueden ser extremadamente sensibles a determinados factores que no afectarían al sistema digestivo de una persona normal. El estrés, las comidas demasiado abundantes, los gases intestinales, los medicamentos, determinados alimentos, el café, la leche y el alcohol son algunos de los diversos estímulos que pueden afectar e irritar al colon.

Pero voy a contarte un pequeño secreto. ¿Quieres conocer qué es realmente lo que provoca el SII? Estoy seguro de que ya lo has adivinado. Es la acumulación de toxinas y su constante bombardeo en el colon.

¿Lo sabías? Más del 90% de la serotonina que hay en tu organismo se encuentra en el tracto digestivo. La investigación actual sugiere que el sistema digestivo de algunas personas que sufren el SII puede contener niveles anormales de esta hormona química, un neurotransmisor que ayuda a regular las emociones, la temperatura corporal, la sexualidad y el apetito. Esto puede dar lugar a que los malestares abdominales y los problemas intestinales se agraven.

¿Quién corre el riesgo de sufrir el SII?

El síndrome del intestino irritable se produce dos veces más frecuentemente en mujeres que en hombres, y suele manifestarse al inicio del estado adulto. La genética puede desempeñar un rol importante, porque muchas personas que lo padecen tienen parientes que también lo sufren.

Puede ser muy difícil diagnosticar este trastorno porque cuando un médico realiza una exploración estándar de colon no encuentra indicaciones precisas de su existencia. Se ve forzado, por tanto, a basarse completamente en el historial médico del paciente.

¿CÓMO PUEDE LA LIMPIEZA DE COLON REGULAR, PREVENIR Y TRATAR EL SII?

- Elimina las toxinas incrustadas y libera las paredes intestinales de levaduras y bacterias nocivas. Establece una condición propicia para el equilibrio de la flora intestinal sana. Las personas que sufren el SII carecen de bacterias intestinales beneficiosas.
- Ayuda a aliviar el estrés y la ansiedad, que contribuyen a recrudecer los síntomas del SII.
- Contribuye a calmar los nervios excesivamente activos en el tracto intestinal y, en consecuencia, reduce la inflamación asociada al SII.
- Disminuye el tiempo de tránsito intestinal y, al mismo tiempo, la irritación constante del revestimiento de los intestinos.
- Ayuda a aliviar los calambres abdominales, la hinchazón, los gases y el dolor asociados al SII.

ENFERMEDAD DIVERTICULAR

A medida que nos hacemos mayores, el revestimiento de nuestros intestinos pierde espesor y elasticidad, igual que nuestra piel. En determinados puntos débiles de la pared intestinal comienzan a formarse pequeñas bolsas de tejido, conocidas como divertículos. Uno de cada diez estadounidenses de mediana edad tiene al menos algunas de estas bolsas en sus intestinos. Algunos investigadores estiman que los divertículos están presentes en el 50 % de la población de personas mayores. Esta afección es conocida como diverticulosis.

Suele suceder que este trastorno pase inadvertido. Pero aproximadamente en una quinta parte de los casos las bolsas se irritan o infectan, un proceso que se conoce como diverticulitis. Los movimientos intestinales pueden ser muy dolorosos cuando las bolsas se infectan, y esto puede provocar estreñimiento y otras complicaciones.

¿Cuáles son los síntomas de la enfermedad diverticular?

Algunas personas sufren diverticulosis sin experimentar síntomas, aunque otras afirman sufrir calambres suaves, estreñimiento o hinchazón abdominal. La diverticulitis, por el contrario, se caracteriza por dolor abdominal (especialmente del lado izquierdo), calambres, estreñimiento, fiebre, náuseas, vómitos y escalofríos.

Dado que estos síntomas están asociados a otros trastornos digestivos, la enfermedad diverticular puede ser difícil de diagnosticar. Con el fin de determinar la causa del problema, un médico formulará una serie de preguntas sobre los hábitos intestinales del paciente, su dieta y otros factores de riesgo potenciales. También puede realizar un examen rectal digital. Otros métodos incluyen radiografías, ecografías, TAC, colonoscopias y sigmoidoscopias.

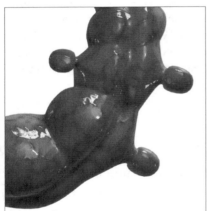

Figura 3. Divertículos

¿CÓMO PUEDE LA LIMPIEZA REGULAR DE COLON PREVENIR Y TRATAR LA ENFERMEDAD DIVERTICULAR?

- Elimina las toxinas que pueden acumularse en los divertículos.
- Libera las paredes intestinales de las bacterias perjudiciales que causan diverticulitis (es decir, producen infección o inflamación).
- Evita que los divertículos se infecten o inflamen.

ENFERMEDADES CAUSADAS POR UN COLON TÓXICO

- Ayuda a aliviar el estreñimiento, que contribuye al desarrollo de la enfermedad diverticular.
- Fortalece las paredes intestinales, previniendo su estrechamiento, debilitamiento y abultamiento.
- Reduce el tiempo de tránsito intestinal y, en consecuencia, la exposición del revestimiento de los intestinos a los ácidos tóxicos.
- Ayuda a restaurar la función intestinal, lo que reduce las posibilidades de desarrollar una diverticulitis.

Si la enfermedad no recibe tratamiento, puede producir diversas complicaciones graves, la mayoría de las cuales surgen cuando una parte de la pared del colon se desgarra o perfora. Como resultado, el material residual tóxico se filtra desde el intestino hacia la cavidad abdominal, causando serios problemas de salud, como por ejemplo los siguientes:

- Abscesos: infecciones abdominales que llegan a estar «encapsuladas».
- Peritonitis: una infección en la cavidad abdominal muy dolorosa y que puede causar la muerte.
- Obstrucciones: bloqueos intestinales.
- Fístulas: una conexión entre dos órganos, o entre un órgano y la piel.

Nota del médico: Cada año, 576.000 hospitalizaciones en los Estados Unidos son debidas a las enfermedades diverticulares.

¿Quién corre el riesgo de sufrir una enfermedad diverticular?

La enfermedad diverticular es más común a medida que se envejece. De hecho, se prevé que casi el 70 % de la población

47

La Limpieza de **Colon**

desarrollará una enfermedad diverticular alrededor de los ochenta y cinco años. Una vez más, el bombardeo constante de las toxinas del colon, especialmente las que proceden de los alimentos, contribuye a aumentar el riesgo de desarrollar esta dolencia.

ENFERMEDAD CELÍACA

Alrededor de dos millones de personas en Estados Unidos son celíacas. Y esta cifra no hace más que aumentar. La causa de la enfermedad celíaca es una intolerancia genética al gluten, una proteína vegetal que se encuentra principalmente en el grano de los cereales. Cuando una persona que sufre esta enfermedad ingiere alimentos que contienen gluten, su sistema inmunitario reacciona atacando al intestino delgado. El daño causado puede alterar la capacidad del intestino para absorber nutrientes, lo que provoca que las personas afectadas no estén bien nutridas, independientemente de la cantidad de alimentos que consuman.

Pese a que la mayoría de los médicos jamás lo mencionarán, si eres celíaco seguramente tienes algún tipo de disfunción hepática debido a la presencia de piedras en la vesícula o el hígado. Esto se debe a que todos los nutrientes (incluido el gluten) que absorbe el intestino delgado son depositados finalmente en el hígado o la vesícula. (No es extraño expulsar entre cien y quinientas piedras después de hacer una limpieza profunda del hígado o la vesícula).

¿Cuáles son los síntomas de la enfermedad celíaca?

Muchos celíacos no manifiestan ningún síntoma, lo que es especialmente peligroso porque no son conscientes del daño que está teniendo lugar en el interior de su cuerpo. Cuando los síntomas se manifiestan, pueden variar sustancialmente de una persona a otra, y pueden incluir dolor abdominal, gases, hinchazón, diarrea, cambios de peso, cansancio, dolor en las articulaciones, hormigueo en las piernas, calambres musculares, convulsiones, problemas menstruales y de fertilidad, llagas en la boca, decoloración de los dientes, irritación de la piel y osteoporosis. Debido al daño causado al intestino delgado, combinado con una insuficiente absorción de los nutrientes, los celíacos además pueden tener mayor riesgo de desarrollar cáncer de colon.

¿CÓMO PUEDE LA LIMPIEZA REGULAR DE COLON MEJORAR LA ENFERMEDAD CELÍACA?

- Elimina las toxinas incrustadas en los intestinos y mantiene limpias las paredes intestinales.
- Al reducir el número de piedras formadas, ayuda a aliviar la presión sobre el hígado o la vesícula.
- Fortalece las paredes intestinales, y de este modo evita que las toxinas vuelvan a filtrarse en el hígado.
- Ayuda a aliviar el estreñimiento, que contribuye al desarrollo de la enfermedad diverticular.
- Reduce el tiempo de tránsito intestinal y, en consecuencia, también la exposición al gluten del revestimiento de los intestinos.

¿Quién corre el riesgo de desarrollar la enfermedad celíaca?

Las investigaciones sobre la enfermedad celíaca son bastante escasas, en comparación con las que se realizan sobre otros tipos de enfermedades intestinales. No obstante, se ha observado que las personas de raza caucásica, particularmente las de origen europeo, tienen más probabilidades de desarrollar esta dolencia. La enfermedad celíaca es una de las enfermedades genéticas más comunes en el mundo occidental. En muchas regiones de Europa afecta a una de cada doscientas cincuenta a trescientas personas. Por el contrario, casi nunca es diagnosticada entre los pueblos africanos o asiáticos.

Hasta hace poco tiempo la incidencia de la enfermedad celíaca parecía ser mucho más baja en los Estados Unidos, aunque estudios recientes sugieren que es igualmente común entre los estadounidenses de origen europeo. Sorprendentemente, está muy poco diagnosticada.

Nota del médico: El método más simple y directo de combatir la enfermedad celíaca es eliminar totalmente el gluten de tu dieta. Esta enfermedad es un trastorno intestinal autoinmune que dura toda la vida, presente en individuos que son genéticamente sensibles. El daño de la superficie mucosa del intestino delgado se produce por una reacción tóxica del sistema inmunitario a la ingestión de gluten, e interfiere en la absorción de nutrientes. Un gran porcentaje de personas que sufren la enfermedad suelen sentir un gran alivio cuando practican la limpieza regular del colon, el hígado y la vesícula.

ENFERMEDAD INTESTINAL INFLAMATORIA

La Enfermedad Intestinal Inflamatoria (EII) es el nombre que se da a dos enfermedades que son bastante semejantes; ambas causan hinchazón e inflamación en el tracto intestinal. Se trata de la enfermedad de Crohn y la colitis ulcerosa, que se caracterizan por tener prácticamente los mismos síntomas. Esto dificulta que incluso los profesionales más experimentados puedan diferenciarlas. Hasta un 20 % de las personas que sufren colitis ulcerosa tienen un familiar con la misma dolencia, o la enfermedad de Crohn.

Estas enfermedades pueden tener efectos especialmente intensos en los niños pequeños, ya que uno de los síntomas preponderantes de ambas es una diarrea persistente con presencia de sangre en las heces. Este síntoma puede dar lugar a una anemia, una malnutrición y, en última instancia, el estancamiento del desarrollo de la mente y el cuerpo del niño.

ENFERMEDAD DE CROHN

Lo que caracteriza a esta enfermedad es una inflamación e hinchazón importantes en la zona más profunda del revestimiento del tracto digestivo. Esa inflamación puede ser tan dolorosa que fuerza a los intestinos a secretar los residuos prematuramente mediante una diarrea. La enfermedad afecta normalmente a los intestinos, aunque también puede perturbar otras porciones del tracto digestivo, como pueden ser la boca y el estómago (efectivamente, la boca está en uno de los extremos del tracto digestivo). En algunos casos, también pueden inflamarse varias secciones del tracto digestivo mientras que las zonas que hay entre ellas permanecen sanas.

¿CÓMO PUEDE LA LIMPIEZA REGULAR DE COLON PREVENIR Y MEJORAR LA ENFERMEDAD DE CROHN?

- Elimina las toxinas incrustadas y limpia las paredes intestinales.
- Puede prevenir y reducir la inflamación del tejido intestinal.
- Fortalece las paredes intestinales, reforzando los puntos débiles que podrían ser susceptibles a la enfermedad de Crohn.
- Crea un ambiente propicio para el equilibrio natural de las cepas de probióticos, que son necesarias para reparar el revestimiento intestinal.
- Acorta el tiempo de tránsito, lo que a su vez reduce la exposición del revestimiento intestinal a las toxinas.
- Ayuda a restaurar una correcta función intestinal, disminuyendo así la necesidad de practicar múltiples cirugías.

¿Cuáles son los síntomas de la enfermedad de Crohn?

Los síntomas más frecuentes de la enfermedad de Crohn son la diarrea y el dolor abdominal en el lado derecho del cuerpo. Otros síntomas pueden incluir pérdida de peso, artritis, problemas cutáneos, fiebre y sangrado rectal (el sangrado crónico puede producir anemia).

La enfermedad de Crohn es probablemente la más grave de las dos formas de la EII. Hasta un 75 % de los individuos que la sufren al menos en una ocasión reciben de sus médicos la recomendación de someterse a una intervención quirúrgica. De hecho, no es infrecuente que los pacientes sean sometidos a varias operaciones para extirpar las secciones dañadas de sus intestinos, en un intento por aliviar los síntomas de la enfermedad. Con una limpieza regular combinada con la ingestión de probióticos basados en suelo,[*] es posible evitar la cirugía y reparar el revestimiento intestinal.

¿Quién corre el riesgo de sufrir la enfermedad de Crohn?

La enfermedad de Crohn suele ser diagnosticada entre personas con edades comprendidas entre los veinte y los treinta años. Los individuos con familiares que sufren alguna forma de EII presentan más riesgos de desarrollar la enfermedad. Aproximadamente el 20 % de las personas que la padecen tienen un familiar cercano (a menudo un hermano o hermana) con EII. El hecho de tener origen judío parece incrementar significativamente el riesgo, por el contrario, los orígenes afroamericanos parecen reducirlo.

COLITIS ULCEROSA

La enfermedad conocida como colitis ulcerosa causa inflamación en el revestimiento del colon y del recto. Los síntomas son similares a los que sufren los pacientes con la enfermedad de Crohn, aunque la colitis ulcerosa no afecta al intestino delgado, la boca, el esófago ni el estómago. Una diferencia importante entre estas dos formas de enfermedad intestinal es la profundidad de la inflamación en la pared intestinal.

En la enfermedad de Crohn todas las capas del tejido digestivo son propensas a verse afectadas. En contraste, en la colitis solamente resulta alterada la superficie del revestimiento intestinal. La colitis destruye completamente algunas zonas del revestimiento

---

* N. de la T.: Los probióticos basados en suelo o probióticos con base tierra, también conocidos como organismos suelo-base o SBO (por sus siglas en inglés), son bacterias beneficiosas que viven en la tierra y cuya ingestión se considera ventajosa para la digestión humana.

intestinal y produce úlceras o heridas abiertas. De dichas úlceras mana constantemente sangre y pus tóxico que fluyen nuevamente hacia el sistema digestivo, y la consecuencia es una inflamación de los intestinos y la formación de nuevas úlceras. Otro círculo vicioso. En varios sentidos, las dos formas de la enfermedad son como un fuego que vierte constantemente gasolina sobre sí mismo.

¿CÓMO PUEDE LA LIMPIEZA REGULAR DE COLON PREVENIR Y TRATAR LA COLITIS ULCEROSA?

- Elimina las toxinas incrustadas en los intestinos y mantiene las paredes intestinales libres de materiales tóxicos.
- Reduce las concentraciones de ácidos en el revestimiento intestinal e impide el desarrollo de los tejidos ulcerados.
- Ayuda a limpiar las ulceraciones existentes y reduce el tiempo de curación de los tejidos ulcerados.
- Acorta el tiempo de tránsito, lo que a su vez disminuye la irritación constante de las úlceras debido a la materia fecal compactada y dura.
- Ayuda a restaurar la secreción mucosa adecuada, lubrica las paredes y reduce la irritación y fricción alrededor de las zonas ulceradas.

¿Cuáles son los síntomas de la colitis ulcerosa?

El dolor abdominal y la diarrea sanguinolenta son los dos síntomas más comunes de la colitis ulcerosa. Quienes la padecen también suelen sentir cansancio, perder peso, experimentar cambios en el apetito, y tener lesiones cutáneas y fiebre. También se han observado afecciones aparentemente no relacionadas con esta enfermedad, como pueden ser la osteoporosis, la artritis, las enfermedades hepáticas y la inflamación de los ojos, aunque los médicos aún no pueden afirmar con certeza por qué se producen. Es muy habitual que se prescriban fármacos para controlar los síntomas de la colitis ulcerosa durante periodos lo más prolongados posible. Desafortunadamente, los medicamentos no son especialmente efectivos, y lo más triste es que un tercio de los pacientes acaban siendo sometidos a operaciones para extirpar el colon, con los consecuentes cambios inevitables en su estilo de vida. La mayoría de esas operaciones son innecesarias y, desde mi punto de vista, podrían evitarse con una limpieza regular.

¿Quién corre el riesgo de sufrir colitis ulcerosa?

Las personas de raza caucásica o de origen judío con edades comprendidas entre los quince y los treinta años tienen mayor riesgo de desarrollar colitis. Tal como sucede con la enfermedad de Crohn, aproximadamente el 20 % de los individuos que padecen colitis ulcerosa tienen familiares aquejados de EII.

PÓLIPOS EN EL COLON

Los pólipos aparecen algunas veces en las noticias (o incluso se muestran gráficamente de un modo alarmante) cuando las celebridades o las figuras políticas son sometidas a intervenciones para extirparlos. Los pólipos son partes de tejido que crece en el colon. Son como un lunar o una verruga de tamaño grande que se desarrolla en el revestimiento interno del colon. Igual que los lunares reales, los pólipos pequeños generalmente no son peligrosos; sin embargo, al crecer pueden llegar a ser cancerosos. Por esta razón la mayoría de los médicos deciden extirpar los pólipos de cualquier tamaño que encuentran al hacer una colonoscopia. A diferencia de la mayoría de los pólipos de los divertículos, es muy factible que una gran parte de los pólipos que crecen en el interior del colon lleguen a ser cancerosos.

¿Cuáles son los síntomas de la presencia de pólipos en el colon?

Las personas que tienen pólipos en el colon no suelen experimentar ningún tipo de síntomas. Los pólipos pueden ser sigilosos. Muchos individuos descubren que los tienen durante una colonoscopia o una sigmoidoscopia. No es frecuente que esta afección produzca síntomas como estreñimiento, diarrea o presencia de sangre en las heces.

¿Quién corre el riesgo de tener pólipos en el colon?

Tus posibilidades de desarrollar pólipos aumentan si:

- Tienes más de cuarenta años.
- Ya has tenido pólipos.
- Un miembro de tu familia tiene pólipos.
- Un miembro de tu familia ha sufrido un cáncer colorrectal.
- Tienes una dieta rica en grasas.
- Fumas o bebes alcohol.
- No sueles practicar ejercicio.
- Tienes más de seis kilos de sobrepeso.
- No limpias tu hígado, vesícula biliar ni tracto intestinal de forma regular.

¿Cuáles son las opciones de tratamiento?

El método más común que proponen los médicos para tratar los pólipos de colon es extirparlos durante una colonoscopia (se detectan mediante una diminuta cámara que está adosada a un instrumento diseñado para extirparlos). Luego se analizan para conocer su nivel de malignidad. No obstante, debo decir una vez más que esta intervención solo se ocupa del síntoma y no de la causa. Si ya existía un pólipo en ese lugar, ¿cómo se puede impedir que vuelva a crecer, tal como lo hacen las uñas o los cabellos? En realidad, los pólipos vuelven a desarrollarse en la mayor parte de los casos.

Mantener una dieta sana y hacer suficiente ejercicio físico, además de tomar medidas para evitar la mayor cantidad posible de toxinas en el colon, es la forma más conveniente de reducir las posibilidades de tener pólipos. También recomiendo hacer limpiezas regulares de colon para mantener el revestimiento intestinal libre de sustancias tóxicas compactadas que pueden generar pólipos que podrían llegar a ser cancerosos.

¿CÓMO PUEDE LA LIMPIEZA REGULAR DE COLON PREVENIR Y TRATAR LOS PÓLIPOS?

- Elimina las toxinas incrustadas y limpia las sustancias tóxicas de las paredes intestinales, reduciendo así la posibilidad de desarrollar pólipos.
- Reduce el tiempo de tránsito, lo que minimiza la irritación constante del revestimiento de los intestinos.
- Disminuye el tamaño de los pólipos, y esto a su vez rebaja el riesgo de desarrollar cáncer de colon.
- Ayuda a eliminar la cándida y otros hongos que, según se cree, inician el desarrollo de los pólipos.

CÁNCER DE COLON

También conocido como cáncer colorrectal (porque incluye tanto el colon como el recto), el cáncer de colon es uno de los más comunes en los Estados Unidos, y se está propagando por todo el mundo de una forma alarmante. *Aproximadamente la mitad de los casos de cáncer colorrectal provocan la muerte.* Es esta una estadística bastante aterradora cuando sabemos que prácticamente en todos los casos la muerte del paciente se hubiera podido evitar.

Normalmente, el cáncer de colon se desarrolla cuando los pólipos benignos se tornan cancerosos y comienzan a dañar el delicado tejido intestinal.

¿Cuáles son los síntomas del cáncer de colon?

Con frecuencia los pólipos no se detectan hasta que se experimentan algunos síntomas, aunque en algunos casos esta afección resulta asintomática. Asusta pensarlo, pero el caso es que sucede lo mismo con el cáncer de colon provocado por pólipos cancerosos.

Los afectados por lo general no experimentan ningún malestar ni síntoma mientras los pólipos se desarrollan y se vuelven cancerosos. No obstante, hay muchas personas que experimentan los siguientes síntomas: sangre en las heces, dolor abdominal, episodios alternos de diarrea y estreñimiento, pérdida de peso, cambios en el apetito, anemia, cansancio o tez pálida.

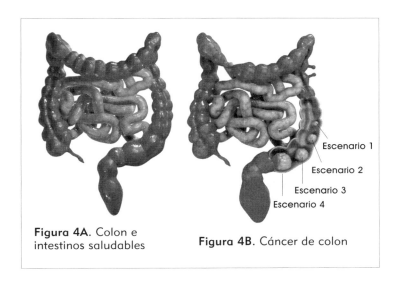

Figura 4A. Colon e intestinos saludables

Figura 4B. Cáncer de colon

Escenario 1
Escenario 2
Escenario 3
Escenario 4

¿Quién corre el riesgo de sufrir cáncer de colon?

Todo el mundo corre el riesgo de desarrollar un cáncer de colon. Los factores que pueden elevar el riesgo incluyen tener pólipos o sufrir la enfermedad intestinal inflamatoria, haber padecido cáncer en otra parte del cuerpo (en particular el pecho) y tener familiares que han desarrollado un cáncer colorrectal. Las mujeres mayores de cuarenta años tienen ligeramente más probabilidades de sufrir cáncer colorrectal; se estima que una de cada veintiséis mujeres (contra uno de cada veintisiete hombres) sufrirán la enfermedad en algún momento de su vida. No obstante, el mayor factor de riesgo para ti es la cantidad de toxinas diarias a la que estás expuesto.

¿Recuerdas el umbral tóxico del que te hablé en el capítulo uno? Tomar algunas medidas para reducir la exposición diaria a esas toxinas de tu entorno es la forma más sencilla de prevenir el desarrollo del cáncer de colon.

Las personas que reciben este diagnóstico en los estados tempranos de la enfermedad tienen muchas más posibilidades de recuperarse. La detección tardía de los pólipos malignos es una de las causas principales de que una de cada cinco muertes por cáncer en los Estados Unidos se deba a un cáncer colorrectal.

Mi opinión personal y profesional es que todos los tipos de cáncer se inician por una sobrecarga tóxica en el hígado o en los intestinos, combinada con factores emocionales estresantes.

¿CÓMO PUEDE LA LIMPIEZA REGULAR DE COLON PREVENIR Y TRATAR EL CÁNCER DE COLON?

- Elimina las toxinas incrustadas en las paredes intestinales junto con todo el material tóxico que hay en ellas, lo que reduce las posibilidades de que los pólipos se tornen malignos.
- Reduce el tiempo de tránsito, y esto minimiza la irritación del revestimiento intestinal y ayuda a prevenir la formación de pólipos que causan cáncer.
- Disminuye el tamaño de los pólipos, lo que a su vez reduce el riesgo de desarrollar cáncer de colon.
- Ayuda a equilibrar los niveles de pH en el intestino y, en consecuencia, reduce el entorno ácido que los tejidos cancerosos necesitan para desarrollarse.
- Previene la fermentación crónica de los intestinos, reduciendo así los niveles de glucosa, que es la fuente principal de alimentación de los tejidos cancerosos.

Capítulo 3

LA SALUD DEL COLON

E l estado de las tuberías internas no es un tema particularmente agradable. Por este motivo la mayoría de nosotros no nos detenemos a pensar en la salud de nuestro colon ni les prestamos demasiada atención a nuestros movimientos intestinales. Por otra parte, este no es un tema que surja con demasiada frecuencia. Sin embargo, si estás decidido a recuperar o mantener tu salud, debes empezar a prestar atención a tu colon y observar tus movimientos intestinales. Tienes que *investigar todo lo que eliminas.*

En la mayoría de los problemas de salud es difícil saber exactamente lo que es «normal». Después de todo, cada organismo funciona de una manera diferente, todos estamos expuestos a distintos entornos y tenemos diferentes dietas y estilos de vida. No obstante, *hay* algunos indicadores generales a los que puedes recurrir para comprobar si tus movimientos intestinales son normales y sanos.

Las heces deberían ser blandas y el tránsito fácil. Si tienes hinchazón abdominal, gases, mal aliento, manchas en la piel, heces duras, vas al retrete menos de tres veces al día o debes esforzarte por defecar y lo haces una o dos veces a la semana, tienes bastantes probabilidades de que la salud de tu colon no se halle en buen estado. Lo ideal es que las heces sean de color marrón o marrón dorado, tengan el tamaño de una salchicha y una textura similar a la mantequilla de cacahuete.

Desafortunadamente, muchos de nosotros experimentamos movimientos intestinales anormales sin siquiera tener conocimiento de ello. El estreñimiento y la diarrea se han convertido en dos de los malestares más comunes, y afectan prácticamente a toda la población mundial. De hecho, han llegado a ser tan normales que no los consideramos como lo que realmente son: un grito de socorro de nuestro colon.

ANALIZA TUS HECES

Con el propósito de ayudar a los profesionales de la salud a diagnosticar mejor este tipo de trastornos, y también otros que afectan a los intestinos, se creó un sistema estandarizado de medición para evaluar el tamaño, la forma y la consistencia de las *heces*.*

La Escala de Heces de Bristol, que se muestra en la página 64, fue creada en 1997 por un pequeño equipo de gastroenterólogos de la Universidad de Bristol (Reino Unido). Fue proyectada como un sistema de medición general dirigido a los profesionales de la salud con el propósito de que pudieran evaluar la consistencia o la forma de las deposiciones. Esta escala es un instrumento médico diseñado para clasificar las heces (tal como aparecen en la taza del inodoro) en siete categorías diferentes. Existe una correlación directa entre la forma de las heces y la cantidad de tiempo que han permanecido en el colon antes de ser eliminadas.

---

* Nota del autor: La palabra inglesa *stool*, que indica la eliminación de materia fecal, procede de un término antiguo con el que se nombraba a una silla, un asiento y un trono, donde la mayoría de las personas nos sentamos cuando tenemos necesidad de evacuar. (N. de la T.: De hecho, en español existe la expresión *sentarse en el trono* para aludir a la defecación).

No tienes que ser un experto en salud digestiva para beneficiarte de la Escala de Heces de Bristol; puedes utilizarla en casa para analizar tus deposiciones cotidianas. La escala también puede ser una herramienta muy útil para rastrear los cambios que se producen en el interior de tu sistema digestivo y que pueden ser un signo de que tu colon no está funcionando como debería hacerlo.

De acuerdo con la ciencia médica actual, si has evacuado heces de tipo 3 y 4 al menos una vez cada tres días, tus movimientos intestinales pueden considerarse «normales». Yo estoy en completo desacuerdo. Creo firmemente que debes evacuar *heces de tipo 3 y 4 todos los días de tu vida.*

En general, si sufres estreñimiento tus heces se incluirían en las categorías 1 y 2. Hay quienes estiman que más del 90 % de los estadounidenses conviven diariamente con un malestar asociado a las heces de tipo 1 o 2. Esta tendencia seguirá aumentando si un amplio espectro de personas no realiza cambios en su estilo de vida lo más pronto posible.

Quienes padecen diarrea tienen heces de tipo 5, 6 y 7 con demasiada frecuencia. Cada año *doscientos setenta y seis millones* de estadounidenses (lo que significa prácticamente cada uno de ellos) tienen diarrea una o más veces al año.

CONOCE EL ESTADO DE TUS HECES

Deberías comprobar diariamente tus deposiciones. La presencia de sustancias mucosas en las heces puede ser un síntoma de problemas digestivos, o el resultado de una limpieza de colon exitosa. Conocer la diferencia entre ambas depende en gran medida de las circunstancias. En cualquier caso, es importante ser capaz de identificar las mucosidades presentes en tus heces.

Las mucosidades también pueden ser provocadas por alimentos que no son saludables, productos lácteos u otro tipo de materiales a los que probablemente seas alérgico. Con los alérgenos alimentarios la pared intestinal produce más mucosidad para protegerse frente a ellos. Dado que la mayoría de las dietas no son muy sanas, no es inusual que el sistema digestivo produzca un exceso de mucosidades.

¿Cómo puedo identificar las mucosidades presentes en mis heces?

Es bastante sencillo. Las mucosidades pueden ser blancas, amarillas o de un color claro. Sin embargo, en todos los casos tienen una consistencia gelatinosa. Las mucosidades pueden cubrir toda la superficie de las heces o aparecer en forma de pequeñas partículas que a veces se confunden con lombrices.

La presencia de mucosidades en tus deposiciones no necesariamente indica un problema. De hecho, el intestino grueso produce mucosidades protectoras de manera natural para atrapar partículas extrañas y trasladar los residuos a través del colon. Como las mucosidades sirven para proteger el sistema digestivo, es bastante habitual encontrarlas en grandes cantidades cuando se sufre estreñimiento o diarrea.

Nota del médico: Hay ciertos alimentos que producen más mucosidades que otros. La medicina ayurvédica los denomina alimentos *kapha*. (*Kapha* es una palabra de origen sánscrito que significa «flema»). Ejemplos de estos alimentos son los productos lácteos, el trigo, el azúcar, las hortalizas de la familia de las solanáceas (como las patatas o los pimientos verdes y rojos), los plátanos y bananas, las naranjas, las mandarinas y los pomelos. Se dice que estos alimentos agravan las alergias. Y aunque no tengas alergias alimentarias, tu organismo puede producir una mayor cantidad de mucosidades si los consumes.

¿En qué casos las mucosidades son una mala señal?

Si solo encuentras mucosidades de forma ocasional, no deberías preocuparte por ello. Pero si están presentes durante más de varias semanas, o acompañadas por un olor fétido o rastros de sangre, deberías consultar con un profesional de la salud lo antes posible porque podría ser un síntoma de graves problemas.

LAS HECES CUBIERTAS DE MUCOSIDADES PODRÍAN SER UNA SEÑAL DE ADVERTENCIA DE LOS SIGUIENTES TRASTORNOS DE SALUD:

- Colitis ulcerosa
- Síndrome del intestino irritable
- Infección
- Obstrucción intestinal

OBSERVA SI TUS HECES SON DE DIFERENTE COLOR

Heces verdes: si tus deposiciones son verdes, esto puede deberse a varios factores esencialmente relacionados con la dieta. En la mayoría de los casos las heces verdes son inocuas, aunque podrían indicar algún tipo de trastorno digestivo. Si puedes atribuir el color verde a algo que has comido, no hay ningún motivo de preocupación. Sin embargo, si sucede de forma reiterada, quizás sería conveniente que lo consultaras con tu médico de familia. La bilis es de color verde; después de ser secretada por el hígado pasa directamente al intestino delgado o queda almacenada en la vesícula biliar. La bilis es secretada por el hígado para descomponer las grasas. A medida que las heces normales abandonan el intestino delgado en dirección al colon, cambian de color pasando del verde al amarillo, y de este al marrón. Cuando el tiempo de tránsito se ralentiza debido a algún trastorno digestivo, las heces pueden tener color verde. Cuando los bebés toman el pecho, es normal que sus deposiciones sean de color verdoso.

ESCALA DE HECES DE BRISTOL

Tipo 1: heces separadas y duras con apariencia de avellanas (tránsito difícil)

Tipo 2: heces con forma de salchicha y grumosas

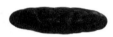

Tipo 3: heces con apariencia de salchicha y con grietas en la superficie

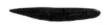

Tipo 4: heces con forma de salchicha, o serpiente, blandas y suaves

Tipo 5: heces pequeñas de distintas formas con bordes bien definidos (tránsito fácil)

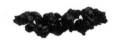

Tipo 6: heces blandas y pastosas, fragmentos pequeños con bordes irregulares

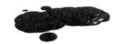

Tipo 7: heces completamente líquidas, no hay trozos sólidos

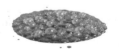

El doctor Group ha añadido la siguiente categoría a las siete originales:

Tipo 8: heces que parecen una mucosidad con burbujas (sin forma), con olor fétido

ANÁLISIS DE LAS HECES

Tipo 1: las heces se eliminan en forma de trozos separados y duros, que pueden parecerse a las avellanas. Este tipo de deposiciones pasan más tiempo en el colon que ningún otro tipo, y generalmente son difíciles de evacuar. Son una señal inequívoca de estreñimiento; en el colon hay sustancias tóxicas y se necesita una limpieza intestinal regular. Las heces de tipo 1 son las más comunes entre los estadounidenses.

Tipo 2: heces con forma de salchicha y grumosas. Indican que estás estreñido, hay sustancias tóxicas en tus intestinos y necesitas una limpieza intestinal regular.

Tipo 3: heces con apariencia de salchicha y grietas en la superficie. Este tipo de deposiciones se consideran normales.

Tipo 4: heces con forma de salchicha, blandas y suaves. Las heces de tipo 4 también se consideran normales.

Tipo 5: heces pequeñas de distintas formas y con bordes bien definidos que se evacuan fácilmente. Estas deposiciones se clasifican como una diarrea suave e indican un posible riesgo de enfermedad intestinal. También indican un colon tóxico que necesita una limpieza intestinal regular.

Tipo 6: heces con trozos pequeños y bordes irregulares. Estas deposiciones se consideran blandas e indican que se sufre diarrea; hay toxicidad en el colon y se necesita una limpieza intestinal regular.

Tipo 7: heces completamente líquidas, no hay ningún trozo sólido. Este tipo de heces es la que menos tiempo permanece en el colon; indican una diarrea importante debido a una infección viral o bacteriana, o incluso al cólera. Es preciso consultar lo más rápido posible con un médico.

Tipo 8: heces con olor fétido, semejante a una mucosidad con burbujas (sin forma). Indican una ingesta excesiva de alcohol o drogas, o de ambos. Te aconsejo que busques ayuda para tratar tu adicción.

(**Nota:** He añadido las heces de tipo 8 como una categoría adicional que no se encuentra en la Escala de Heces de Bristol)

Recomendaciones: Si tus heces corresponden a los tipos 1, 2, 5, 6, 7 u 8 durante un periodo superior a tres meses, te recomiendo realizar la limpieza de colon con oxígeno tal como se explica detalladamente en el capítulo cuatro, seguida de tres limpiezas de hígado y vesícula (ver la sección «Recursos»), y luego comenzar lentamente a eliminar las toxinas de tu rutina cotidiana. También puedes consultar con tu médico de familia para determinar la causa original del problema.

Sugerencia: Si tus heces tienen un olor extremadamente fétido, la causa puede ser un desequilibrio de las bacterias intestinales o un excesivo consumo de proteínas animales. Un olor desagradable y rancio, que permanece más de cinco minutos en el cuarto de baño después de la evacuación, es un signo definitivo de que debes limpiar tu colon. Cuanto más tiempo lo ignores, más daño podrías sufrir. Tu colon prácticamente está pidiéndote a gritos que lo ayudes. La mayoría de las personas no comprenden estas señales críticas, y por lo tanto no saben escuchar a su cuerpo. Te ruego que prestes atención a las señales que tu cuerpo te envía.

ALGUNAS CAUSAS COMUNES DE LAS HECES VERDES

- Los alimentos atraviesan el sistema digestivo demasiado rápido (debido a una intoxicación o alergia alimentaria o un virus estomacal).
- Vitaminas o suplementos que contienen grandes cantidades de hierro.
- Consumir cantidades excesivas de azúcar.
- Ingerir suplementos de algas o clorofila.
- Durante o después de una limpieza de hígado/vesícula.

Heces blancas: las deposiciones de color blanco pueden indicar problemas en los riñones o en el sistema biliar (compuesto por la vesícula biliar y los conductos por los que la bilis y otras enzimas digestivas llegan al intestino delgado). La bilis es responsable del color de los residuos fecales. Es bastante probable que la bilis no se desarrolle debidamente si existe algún problema en los órganos mencionados, y como consecuencia las heces son blancas. Si tus deposiciones son siempre blancas, es muy importante que consultes de inmediato con un médico especialista en trastornos digestivos.

Si tu organismo digiere los alimentos con excesiva rapidez, es posible que tus heces sean blancas. En este caso, el color blanco se debe a la mucosidad, y no a la bilis. Si los residuos pasan muy rápidamente por tu cuerpo, puede suceder que las mucosidades producidas por el colon no sean digeridas antes de la evacuación.

Aunque lo que voy a decir no va a resultarte especialmente agradable, puedes determinar la causa del color blanco de tus heces remojándolas en agua (puedes utilizar una espumadera para retirarlas de la taza del inodoro y colocarlas en un cubo o recipiente que previamente habrás colocado en la bañera). Si las heces simplemente están cubiertas por mucosidades blancas, se desharán y podrás ver una deposición con apariencia «normal». Por el contrario, las heces blancas mantendrán su color si son causadas por disfunciones que alteran la producción de bilis.

Se considera normal que haya una pequeña cantidad de mucosidades en las deposiciones, dado que el sistema digestivo las produce de forma natural para facilitar la evacuación. No obstante, la presencia de grandes cantidades de mucosidades no es normal y requiere tomar ciertas medidas.

Heces amarillas: las deposiciones de color pálido o amarillento a menudo indican un trastorno conocido como «heces pálidas». A menos que por alguna razón hayas ingerido grandes cantidades de colorantes alimentarios, las heces amarillentas no son normales. Si tus evacuaciones son de color pálido o amarillo, es posible que tu hígado, tu intestino delgado o tu estómago estén afectados por algún trastorno grave o una enfermedad. Es preciso que visites a tu médico de familia.

AUTOTEST PARA LA SALUD DEL COLON

Como sucede con cualquier otro trastorno relacionado con tu salud, es importante que conozcas tu cuerpo antes de iniciar un tratamiento, sea por tu propia iniciativa o por consejo de un profesional de la salud. El siguiente test puedes hacerlo tú mismo; te dará una información muy valiosa sobre la salud de tu colon y también de tu riesgo personal de desarrollar graves problemas intestinales.

Simplemente debes responder sí o no a las siguientes preguntas. En cuanto lo hagas tendrás una visión ajustada del estado general de tu colon. Sé sincero contigo mismo. Si encuentras que algunas de las preguntas son difíciles de responder, quizás desees llevar un diario para apuntar tus hábitos intestinales y el estado de tu salud general durante aproximadamente una semana antes de volver al cuestionario. Basa tus respuestas en los últimos treinta días.

1. ¿Te quedas sin energía por la tarde?
2. ¿Tienes jaquecas ocasionales?

3. ¿Vas al retrete menos de dos a tres veces por día?
4. ¿Tienes problemas de concentración de vez en cuando?
5. ¿Tienes gases o hinchazón abdominal una o más veces por semana?
6. ¿Te sientes irritable con frecuencia?
7. ¿Tienes dificultades para dormir bien?
8. ¿Tienes dolores o rigidez muscular?
9. ¿Tomas carne roja más de dos veces por semana?
10. ¿Tomas alimentos fritos en más de dos comidas por semana?
11. ¿Bebes menos de un litro y medio de agua al día?
12. ¿Tienes problemas para controlar tu peso?
13. ¿Haces ejercicio menos de tres veces por semana?
14. ¿Tienes alergias o problemas de sinusitis?
15. ¿Tienes mal aliento u olor corporal?
16. ¿Te sientes insatisfecho con tu estado actual de salud?
17. ¿Tienes actualmente algún problema de salud?
18. ¿Sufres hemorroides?
19. ¿Tu piel se resquebraja, se reseca o tiene manchas?
20. ¿Sueles tener dolor abdominal ocasionalmente?
21. ¿Tienes que hacer esfuerzos para defecar?
22. ¿Tus heces tienen olor fétido?
23. ¿Tienes heces secas, pequeñas y duras una o dos veces por semana?
24. ¿Descubres manchas de sangre roja brillante en el papel higiénico una o más veces al mes?
25. ¿Te resultan dolorosas las evacuaciones?
26. ¿Utilizas un horno microondas para cocinar más de dos comidas por semana?
27. ¿Tomas café, refrescos, alcohol o leche más de dos veces por semana?
28. ¿Estás tomando actualmente algún medicamento?

Ahora cuenta tus respuestas afirmativas. Si has contestado sí a más de siete preguntas, tus intestinos no están funcionando debidamente. Lo más probable es que estés por encima del «umbral tóxico» de un millón de toxinas.

Ahora que ya has determinado el estado de salud actual de tu colon, ya estás preparado para saber un poco más sobre los beneficios de la limpieza. En el siguiente capítulo descubrirás de qué forma mi limpieza de colon con oxígeno puede mejorar tu salud, conseguir que todo vaya bien encaminado, y ayudarte a mantener tu colon en un estado saludable durante el resto de tu vida.

MÁS COLORES Y FORMAS IRREGULARES DE LAS HECES	
Si tus heces son…	**Eso puede deberse a**
De color negro oscuro y pegajosas	Presencia de sangre en la porción superior del tracto digestivo
Marrón muy oscuro	Consumo reciente de vino tinto, exceso de sal o consumo insuficiente de hortalizas
Rojo remolacha	Consumo reciente de alimentos de color rojo
Muy finas, semejantes a una cinta	Desarrollo de pólipos en el colon
Apariencia grasosa	Consumo insuficiente de nutrientes

Capítulo 4

LA LIMPIEZA DE COLON CON OXÍGENO

hora ya conoces los diferentes tipos de enfermedades del colon y sabes que toda enfermedad adquirida se inicia en el tracto intestinal en general y el colon en particular. Y también te has enterado del estado de salud de tu colon. En este capítulo presentaré las formas más efectivas de limpiar completamente el tracto intestinal, desde su extremo superior hasta el inferior (por así decirlo). Al final del capítulo se incluyen algunos métodos muy beneficiosos para la limpieza de los intestinos y también para la salud intestinal general.

Dado que la prevención es la mejor forma de mantener la salud en un estado óptimo, los capítulos de la segunda parte explican con todo detalle de qué modo las toxinas comunes de tu entorno te afectan día tras día. Y además encontrarás una gran cantidad de recursos para reducir tu «umbral tóxico» y eliminar estas toxinas *de una vez por todas*, y con esto quiero decir *definitivamente*.

Si eres como la mayoría de la gente a la que ayudo con la limpieza de colon, o a la que me dirijo cuando hablo en un taller o doy una conferencia, probablemente te sentirás abrumado por la ingente cantidad de opciones de limpieza que existen. La buena noticia es que cada vez son más las personas que comprenden la importancia de la limpieza intestinal regular.

Desafortunadamente, también parece ser que hay infinidad de empresas que fabrican suplementos con el único objetivo de ganar dinero fácil y rápidamente aprovechándose de esta tendencia reciente.

> **Precaución:** La mayoría de los productos que puedes encontrar en las farmacias, supermercados y asociaciones de ventas al por mayor, así como muchos de los que se ofrecen en la televisión y se venden por Internet, no son más que brebajes económicos que incluso pueden producir más toxinas en el colon. Si hay algo que estos productos hacen realmente bien es limpiar tu cartera; de manera que presta mucha atención y comprueba con detenimiento su calidad antes de adquirirlos.

Antes de continuar quiero felicitarte por leer este libro. Al hacerlo, te estás comprometiendo a transformar tu salud y además estás invirtiendo en tu futuro sin hacer desembolsos importantes. En este capítulo te diré cómo evitar años de desdicha y frustración. Millones de estadounidenses se sienten infelices y frustrados cada día porque carecen de una información de la que se habla en muy escasas ocasiones. Afortunadamente, eso no te ocurrirá si sigues las indicaciones que te doy en este libro.

Por tanto, te invito a que te relajes para visualizar un día en el que no experimentas ningún tipo de síntomas molestos como pueden ser la hinchazón abdominal, los gases, el cansancio, las jaquecas y cualquier otro malestar que tal vez experimentes más frecuentemente de lo que desearías (que es «nunca»). Imagina un día en el que te sientes feliz y vital, tienes confianza en ti mismo y no te atormenta ninguna preocupación.

¿Puedes visualizarte en esa situación? (Cerrar los ojos durante unos minutos puede ser de gran ayuda). ¿Cuál de tus actividades favoritas estás realizando? ¿Cómo de sano y feliz pareces estar? ¿Quién te acompaña? ¿No crees que la vida debería consistir precisamente en momentos como el que estás imaginando?

Bien, pues tú puedes convertir esa fantasía en realidad. ¿Acaso no te gustaría deshacerte de una vez por todas de todos tus problemas de salud y tener un cuerpo sano y normal? ¿No te sentirías maravillosamente bien si tuvieras menos estrés, menos irritación y acabaras con esa pereza o indolencia que sufres ocasional o permanentemente que no te permite tener una vida placentera, sin padecimientos ni preocupaciones?

A lo largo de mi carrera profesional he pasado muchos años no solamente ayudando a personas como tú a descubrir la verdadera causa de sus problemas de salud, sino también enseñándoles la forma de volver a recuperar la salud de una manera rápida, fácil y natural, sin tomar medicamentos ni recurrir a la cirugía, y sin efectos secundarios tóxicos.

Por ese motivo escribí este libro. Francamente, me cansé de ver personas enfermas, agotadas e inseguras que se sienten mal consigo mismas y tienen una vida desdichada, porque nunca nadie se ocupó de revelarles «el secreto para la salud» del que hablé en la introducción de este libro: mantener el colon y el resto del cuerpo limpios.

De hecho, desde que empecé a ayudar a gente como tú, he dedicado gran parte de mi práctica y conocimientos a la limpieza del cuerpo. No hay nada que me resulte más gratificante que ayudar a mis pacientes a vivir la vida a su manera de la forma más saludable posible.

Por tu propio beneficio, debo advertirte que te interesa pasar a la acción *ahora mismo*, porque si pospones esa decisión para un «día mejor», tu salud puede deteriorarse hasta un punto en el cual ya no podría ayudarte. En cualquier caso, te deseo buena suerte y un futuro resplandeciente, brillando a la luz de una excelente salud.

He desarrollado el siguiente método para aquellas personas que desean hacer una limpieza profunda del tracto intestinal completo y del colon. Te recomiendo hacer esta limpieza de seis días por lo menos tres o cuatro veces al año, y a continuación hacer una limpieza regular de mantenimiento una o dos veces por semana.

LIMPIEZA DE COLON CON OXÍGENO

6 DÍAS

Esta limpieza requiere el uso de un limpiador con oxígeno. Mi opinión profesional es que son los más seguros y efectivos. Si quieres reforzar el proceso de limpieza, puedes hacer una sesión de hidroterapia de colon antes de iniciarlo.

Antes de empezar el programa de limpieza diaria (que comienza en la página 89) debes leer primero la siguiente sección. En ella se explica cuáles son los productos necesarios, las proporciones para preparar la bebida para la limpieza, y los argumentos que respaldan la elección de los diversos ingredientes. Solo entonces estarás listo para comenzar la limpieza de colon.

Productos necesarios para la limpieza de colon con oxígeno

- 22 l de agua destilada.
- 240 ml de vinagre de sidra natural, orgánico, sin pasteurizar (se puede adquirir en la mayoría de las herboristerías o tiendas *bio*).
- Tres limones biológicos (si no puedes adquirir limones biológicos, o cosechados localmente, utiliza los mejores limones que puedas encontrar en el supermercado).
- Un envase de *Oxy-Powder*®, *Homozon* o cualquier otro limpiador intestinal con oxígeno de primera calidad.

- Un envase de Latero Flora (*Bacillus laterosporus*, cepa BOD) o cualquier otra fórmula probiótica de buena calidad.
- Fruta fresca (preferiblemente orgánica o cultivada localmente).
- 470 ml de zumo de aloe vera prensado en frío, preparado con la hoja completa (puedes adquirirlo en una herboristería o tienda *bio*; yo utilizo y recomiendo r PUR Aloe 18X Concentrate, ver la sección «Recursos»).

Nota: Si compras zumo de aloe vera en tu herboristería local, asegúrate de que sea de la mejor calidad y que no tenga azúcares añadidos; el zumo biológico siempre es el mejor.

Preparar la bebida para la limpieza intestinal

Haz todo lo posible para beber tres litros y medio de limpiador intestinal diariamente durante los seis días que dura la limpieza. Es mejor mantener la bebida refrigerada durante todo el día. Si no eres capaz de beber toda esa cantidad, al final de la jornada descarta lo que resta y al día siguiente comienza con una bebida recién preparada. Sin embargo, te recomiendo que te esfuerces por beber esa cantidad diaria.

Receta de la bebida para la limpieza

- Comienza por tres litros y medio de agua destilada.
- Tira 120 ml de ese agua destilada antes de añadir el resto de ingredientes.
- Añade dos cucharadas soperas de vinagre de manzana biológico. Agita bien el vinagre antes de añadirlo al agua.
- Añade 60 ml de zumo de aloe vera biológico.
- Agrega el zumo de medio limón biológico.
- Mezcla bien y mantén la bebida en la nevera.

¿Por qué se incluye el vinagre de manzana biológico en la bebida para la limpieza intestinal?

El vinagre de manzana probablemente sea uno de los desintoxicantes naturales más potentes para tratar una gran variedad de problemas de salud. Producido mediante la fermentación de manzanas crudas en barriles de madera, el vinagre de sidra es extremadamente ácido, ya que tiene un pH de alrededor de 2,8 (el pH es una medida de acidez y alcalinidad). Su alta acidez puede ser el factor clave de sus sorprendentes poderes curativos.

Cuanto mayor sea la pureza de las manzanas utilizadas en el proceso de fermentación, mayores serán los beneficios para la salud y el poder desintoxicante de la bebida. Solo se utilizan manzanas frescas cultivadas orgánicamente, lo que significa que no han sido tratadas con pesticidas ni fertilizantes químicos, ni tampoco modificadas genéticamente.

El vinagre de manzana, o de sidra, contiene pectina fibrosa y la «madre». Este último término se refiere a una estructura de filamentos proteicos que se enlazan formando algo muy parecido a una telaraña. Por lo general es visible, pues flota en el vinagre cuando se lo mira a trasluz. Verás una zona turbia constituida por pequeños hilos o minúsculos granos. Estas partículas añaden fibra al vinagre y son una garantía de que ingerirás los componentes más beneficiosos de las manzanas originales, sus vitaminas, minerales, enzimas y aminoácidos esenciales. En el vinagre de manzana biológico se han identificado alrededor de cien sustancias beneficiosas para la salud.

Advertencia: La mayoría de las marcas de vinagre de sidra que no son biológicas incluyen un proceso de pasteurización (lo que significa que el líquido se hierve con el fin de eliminar las bacterias), y también de filtración y destilación. El resultado es un producto tan «refinado» que no tiene ningún valor nutricional.

El vinagre de manzana es incuestionablemente uno de los mejores desintoxicantes del tracto intestinal y de los órganos. El proceso de autocuración de un conjunto de enfermedades y malestares se iniciará en cuanto hayas depurado tu cuerpo. Por lo tanto, es muy importante utilizar únicamente vinagre de manzana biológico ya que es la única forma de obtener todas las enzimas y vitaminas necesarias para una correcta desintoxicación intestinal.

El vinagre de manzana inhibe el crecimiento de levaduras, gérmenes, hongos y bacterias nocivas en el tracto intestinal, y, en consecuencia, aumenta la absorción y el aprovechamiento de los nutrientes vitales.

Las marcas más comunes de vinagre de manzana son Braggs, Solana Gold y Spectrum (ver la sección «Recursos»).

¿Por qué se incluye el zumo de aloe vera en la bebida para la limpieza intestinal?

El aloe vera ofrece muchos beneficios para la salud. La composición estructural de una planta de aloe vera contiene todos los componentes primordiales de la vida: vitaminas y minerales esenciales, proteínas, polisacáridos, enzimas y aminoácidos. De todas las especies vegetales catalogadas hasta la fecha, la composición interna del aloe vera es la que se relaciona más estrechamente con nuestra propia bioquímica.

El aloe vera posee múltiples cualidades naturales para curar y desintoxicar el organismo. Por vía interna, contribuye a evacuar los residuos tóxicos acumulados en los intestinos. Puede ayudar a mejorar una variedad de síntomas asociados al estreñimiento, fomentar la regularidad de las evacuaciones y mantener el colon limpio.

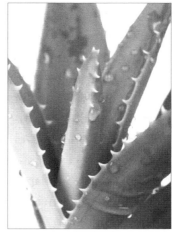

Figura 5. Planta de aloe vera

El zumo de aloe vera (hecho con la hoja completa de la planta) es útil para aliviar diversos trastornos digestivos, tales como:

- Indigestión ácida.
- Hinchazón abdominal y gases.
- Infección por cándida.
- Estreñimiento.
- Diarrea.
- Hemorroides.
- Síndrome del intestino irritable.
- Poco apetito.
- Lenta producción de bilis.
- Úlceras.

El aloe vera contiene un gran número de mucopolisacáridos (un trabalenguas que significa «azúcares básicos») que se encuentran en todas las células del cuerpo. Como ya he mencionado, esta planta contiene compuestos esenciales que mejoran la absorción de los nutrientes y la función digestiva en general. También ofrece muchos otros beneficios para la salud por contener más de doscientos valiosos nutrientes.

Las propiedades regenerativas del aloe vera actúan sobre los tejidos dañados de los intestinos grueso y delgado, el colon y el estómago, y los reconstruyen. Estos tejidos pueden resultar dañados por una enfermedad, e incluso por periodos extensos de estreñimiento. Los investigadores han descubierto que el aloe vera estimula los fibroblastos para que construyan tejido nuevo. Sus polisacáridos mejoran el sistema inmunitario, y por el hecho de promover procesos internos naturales son extraordinariamente efectivos para eliminar los residuos llenos de toxinas.

Y todavía hay más buenas noticias: el aloe vera no tiene ningún efecto secundario y es sumamente seguro. A lo largo de la historia la planta siempre se ha considerado un regalo de la naturaleza por sus propiedades para curar quemaduras, afecciones de la piel y trastornos digestivos.

La empresa que fabrica el zumo de aloe vera que yo utilizo tiene una gran experiencia en el procesado de la hoja entera de la planta y ha creado un producto que se llama Aloe Vera 18X Concentrate. El fabricante (r PUr Aloe) utiliza un nuevo y revolucionario proceso en frío con la hoja entera para garantizar la máxima eficacia del producto y para asegurarse de que supera los estándares internacionales para el procesado del aloe vera. Quiero dejar claro que no tengo ningún interés económico en relación con esta empresa; simplemente considero que su producto es el mejor que existe en el mercado.

Los métodos tradicionales de refinado de la planta de aloe vera incluyen un proceso de fileteado a mano para retirar el gel de la hoja, que luego es descartada. Irónicamente, la mayor concentración de los ingredientes activos, polisacáridos y mucopolisacáridos (Acemannan) se encuentran precisamente debajo de la superficie externa de la hoja (la piel). La hoja puede resultar amarga, indigerible, posiblemente abrasiva para tu sistema digestivo y difícil de asimilar.

El nuevo proceso con la hoja completa que se utiliza en la preparación de r PUr Aloe permite disolver la celulosa y eliminar la aloína y la emodina del aloe. Todo el procedimiento se realiza en frío, lo que garantiza la máxima eficacia y los mejores resultados en un producto rico en polisacáridos, que incluyen los mucopolisacáridos. Este es el motivo por el cual utilizo este producto y lo recomiendo a mis pacientes.

¿Por qué se incluye el zumo de limón en la bebida para la limpieza intestinal?

Beber zumo de limón recién exprimido mientras se realiza la limpieza tiene un efecto maravilloso sobre el colon. Debido a sus asombrosas propiedades digestivas, el zumo de limón potencia los efectos de la limpieza de colon con oxígeno y ofrece los siguientes beneficios:

- Elimina las impurezas del tracto intestinal y del organismo.
- Es antiséptico, acaba con la presencia de bacterias nocivas en los intestinos.
- Ayuda a aliviar los síntomas de acidez estomacal, gases e hinchazón abdominal.
- Facilita la evacuación intestinal, reduce tanto la diarrea como el estreñimiento.
- Estimula el hígado y, en consecuencia, aumenta la producción de enzimas.
- Ayuda a crear un medio alcalino en el organismo.

El limón es uno de los alimentos exclusivamente «aniónicos», lo que significa que posee un mayor número de iones negativos que positivos. La mayoría de los líquidos que produce el sistema digestivo (como la bilis, los ácidos estomacales y la saliva) también son aniónicos. Por eso el zumo de limón es excepcionalmente compatible con el sistema digestivo.

Para beneficiarte de las propiedades curativas naturales de los limones es importante que utilices limones frescos, enteros y biológicos. Los que se compran en las fruterías o en los supermercados no suelen ser tan «puros» como los limones biológicos, debido a un excesivo procesamiento, una cosecha prematura, una pulverización con pesticidas o porque los árboles se encuentran en suelos que carecen de nutrientes. ¡O por todos estos factores juntos!

Consumir zumo de limones biológicos recién exprimidos aumenta la cantidad de toxinas que puedes eliminar cada día que tomas la bebida para el colon. (¿Recuerdas los casi dos millones de toxinas de los que hablamos en el primer capítulo? ¿Sigues contando las tuyas?). Cuantas más toxinas puedas eliminar de tu organismo, más receptivo será tu colon a la limpieza y, por lo tanto, esta será más efectiva.

¿Por qué se utilizan limpiadores de colon con oxígeno?

Basándome en mi experiencia profesional y personal, y también en mi extensa investigación sobre el tema, estoy convencido de que la forma más efectiva de limpiar todo el tracto intestinal y el colon es utilizar un limpiador con oxígeno.

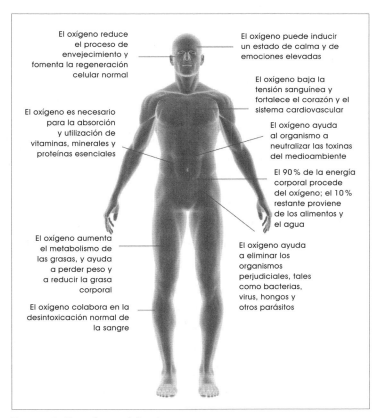

Figura 6. Beneficios del oxígeno

Este tipo de limpiadores emplean una reacción controlada para liberar oxígeno monoatómico puro directamente en los intestinos. Te estarás preguntando qué es el oxígeno monoatómico. Puede sonar un poco técnico y complicado, pero básicamente se trata de un único átomo de oxígeno no ligado (es decir, no está adherido a ningún otro átomo). El aire que respiras tiene O_2 (dos moléculas de oxígeno ligadas).

Los limpiadores a base de oxígeno emplean formas específicas de óxidos de magnesio ozonizados, que se utilizan para descomponer la masa sólida tóxica presente en el colon hasta transformarla en un líquido o en un gas, con el fin de facilitar la evacuación a través de los movimientos intestinales. En este tipo de limpiadores, los átomos de oxígeno singlete* se unen a un compuesto de magnesio. El ácido clorhídrico presente en el estómago, el ácido del zumo de limón o cualquier otro ácido que se encuentre en los intestinos liberan estos enlaces permitiendo así que el oxígeno monoatómico pase a los intestinos.

El oxígeno es conocido por ser un «elemento vivo». Si utilizas un limpiador de oxígeno de buena calidad, el producto bombeará una cantidad suficiente de oxígeno en dirección a tus intestinos para excavar literalmente en los residuos tóxicos y mucosidades contaminadas que se han adherido a las paredes intestinales laterales. El oxígeno vital presente en estos limpiadores depura el colon, es un buen remedio para el estreñimiento y también es de gran ayuda durante la limpieza de mantenimiento regular.

Y no solo eso: mientras los residuos acumulados durante años se disuelven para ser eliminados en el retrete, la pared abdominal oculta debajo de ellos queda al descubierto. En la mayoría de los casos, el revestimiento intestinal está lleno de orificios microscópicos. En un colon tóxico, los orificios no son nada bueno porque

---

* N. de la T.: El oxígeno molecular singlete u oxígeno singlete es el nombre común utilizado para las formas energéticamente excitadas del oxígeno molecular (O_2).

a través de ellos las toxinas pueden pasar al flujo sanguíneo. Después de la limpieza de colon el oxígeno tendrá la oportunidad perfecta de abrirse paso hacia el flujo sanguíneo, donde ayudará a restaurar y desintoxicar todo el organismo.

Aunque te recomiendo utilizar un limpiador intestinal con oxígeno de buena calidad, debería advertirte que no todos los productos se elaboran de la misma manera. Tal como sucede con cualquier otro producto para la salud, es importante que hagas los deberes antes de empezar a experimentar con tu cuerpo. Muchos de los así llamados limpiadores con oxígeno no liberan una cantidad de oxígeno suficiente como para que sean realmente efectivos.

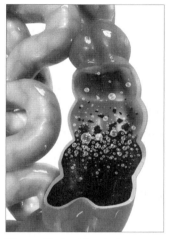

Figura 7. Acción de la limpieza de colon

En pruebas realizadas por laboratorios independientes se ha observado que únicamente hay dos productos limpiadores a base de oxígeno que han demostrado liberar la cantidad necesaria de oxígeno para limpiar exhaustivamente los intestinos. Estos dos productos son Homozon y Oxy-Powder.

Homozon existe desde los primeros años del siglo XX y se considera el abuelo de todos los limpiadores a base de oxígeno. De diversas maneras, está envuelto en el misterio. Su proceso de fabricación sigue siendo un secreto aún en nuestros días. El debate incluye la autoría desconocida de su fórmula original. Algunos la atribuyen a Nicola Tesla (el famoso inventor e ingeniero eléctrico), y se dice que un médico llamado F. M. Eugene Blass la desarrolló en una habitación de hotel en París. Y a pesar de que Homozon es un producto asombroso, no está ampliamente comercializado y no resulta nada fácil adquirirlo.

Aunque hasta este momento he evitado mencionar mi línea personal de suplementos para la salud, sería erróneo que en este caso en particular no hiciera una excepción.

Durante años he recomendado exclusivamente Homozon a los pacientes que acudían a mi clínica. Una y otra vez me sorprendía su eficacia. He visto personas cuya salud cambió por completo, en algunas ocasiones literalmente de un día para otro. Entre todos los limpiadores con oxígeno, este producto superó a todos sus competidores.

Es innecesario decir que Homozon siempre me ha merecido un gran respeto. Sin embargo, con el paso de los años he comenzado a observar algunos inconvenientes, y también he escuchado quejas de algunos de los pacientes que lo han utilizado. En primer lugar, resultaba muy difícil conseguirlo; en mi propia clínica hemos tenido muchas veces que esperar un par de meses, o más, antes de recibir un pequeño envío. En segundo lugar, la presentación del producto era un polvo que había que mezclar con agua y zumo de limón, lo que daba por resultado un brebaje blanquecino de sabor peculiar. Los pacientes «protestaban en silencio» y no lo tomaban de forma regular debido a su sabor o sentían náuseas cuando intentaban ingerirlo.

Yo sabía que el mundo necesitaba conocer un producto que fuera tan seguro y suave como Homozon. También sabía que ese producto debía ofrecerse en cápsulas vegetarianas que fueran fáciles de tomar y que se pudieran utilizar de forma regular para aprovechar plenamente sus beneficios. De modo que comencé a estudiar la posibilidad de que alguien lo fabricara para mi propia clínica, y acaso también para el resto del mundo.

Años más tarde, con la ayuda de un bioquímico especializado en el tema del oxígeno reconocido a nivel mundial, se creó Oxy-Powder. Gracias a los avances tecnológicos de los últimos cien años, fuimos finalmente capaces de crear un producto que demostró ser más efectivo que ningún otro limpiador a base de oxígeno. Al añadir germanio orgánico-132 descubrimos el secreto para mantener la salud del intestino y aportar oxígeno a todo el tracto intestinal. Ha quedado demostrado que el germanio orgánico-132 mejora la salud de las arterias, baja la tensión sanguínea, *facilita la supresión de algunas formas de cáncer*, inhibe el crecimiento de los hongos internos, y favorece la utilización del oxígeno por el organismo. Por todo lo que acabo de mencionar, incluyo Oxy-Powder entre los ingredientes para la limpieza de colon con oxígeno.

¿Por qué se recomienda un probiótico durante la limpieza con oxígeno?

Desde que comencé mi práctica, hace ya muchos años, he probado muchos probióticos. La razón por la cual recomiendo Latero Flora es que he comprobado la eficacia del producto. Si decides utilizar otro tipo de probióticos, tanto durante la limpieza con oxígeno como de forma habitual, antes deberías hacer una investigación para asegurarte de que se trata de un producto de calidad.

Ha quedado demostrada la eficacia de Latero Flora a la hora de aliviar los síntomas gastrointestinales y reducir la sensibilidad a cierta clase de alimentos y, al mismo tiempo, mejorar la capacidad digestiva. Sus orígenes no son claros. Parece ser que un agricultor estadounidense que visitaba una zona remota de Islandia conoció unas hortalizas de sabor intenso que habían sido cultivadas sin productos químicos. Al regresar a los Estados Unidos, realizó una serie de estudios que revelaron el secreto del potente desarrollo de las plantas que crecían en ese suelo. El secreto era una cepa probiótica de *Bacillus laterosporus* (cepa BOD), una bacteria que crece de forma natural.

También recomiendo un probiótico llamado *Lactobacillus sporogenes*. Así como el planeta Tierra contiene abundantes formas de vida (algunas viven en armonía mientras que otras luchan intermitentemente entre sí), el cuerpo humano también alberga un vasto ecosistema interno compuesto por miles de millones de microorganismos vivos, y todos ellos se las arreglan para coexistir.

Este ecosistema interno, denominado por muchos investigadores como «flora intestinal humana»,[*] influye considerablemente en el estado de salud y el bienestar, y hasta cierto punto incluso lo dirige. Y no hablo únicamente de nuestra salud física y mental, sino también de nuestro metabolismo. En las diversas regiones del tracto digestivo humano habitan más de cuatrocientas especies diferentes de microorganismos, que representan casi dos kilos del peso corporal total del individuo.

Esta vasta población de microorganismos supera con creces el número de células de los tejidos que componen el cuerpo humano. Cuando funciona correctamente, este inmenso mundo invisible:

- Ayuda a proteger el cuerpo contra las bacterias nocivas.
- Colabora en el mantenimiento de la función del sistema digestivo.
- Gestiona el equilibrio químico y hormonal vital del cuerpo.
- Realiza un gran número de tareas necesarias para mantener altos niveles de energía y una adecuada función inmunitaria.

Es extremadamente importante conocer y comprender los microorganismos transitorios, entre los que se incluyen los que están presentes en los alimentos y los que hay en el suelo. Estos microorganismos se abren paso hacia el tracto digestivo humano y, dependiendo de las características del sistema orgánico específico en el que se encuentran, influyen en la salud general del individuo. *La diferencia entre los microorganismos transitorios y los microorganismos residentes radica en que los primeros, como su nombre indica, no residen de manera permanente en el tracto gastrointestinal.* Se limitan a acampar en él y formar pequeñas colonias durante breves periodos de tiempo

---

[*] Actualmente se utiliza más a menudo el término «microbiota».

antes de morir o de ser evacuados del sistema intestinal a través de los procesos normales digestivos o de los movimientos peristálticos. De cualquier modo, al establecerse temporalmente en el interior del organismo, tienen un papel en la función y el estado general del sistema digestivo. Por ejemplo, la vida de algunos de los microorganismos residentes más importantes que participan en la digestión humana y la salud intestinal depende de los subproductos generados por los visitantes transitorios.

Por lo tanto, en muchos casos, estos dos tipos muy diferentes de microorganismos mantienen una compleja relación simbiótica que puede tener una gran influencia sobre la salud y el bienestar de todo el cuerpo. El *Bacillus laterosporus* (cepa BOD) es uno de los microorganismos «beneficiosos» más enigmáticos hallados en el tracto gastrointestinal humano. Se trata de un potente probiótico que está encapsulado en una espora, lo que le permite sobrevivir a la acción de los ácidos estomacales. En consecuencia, todos sus efectos beneficiosos prosperarán en el colon, y la cepa creará colonias que mejorarán el sistema inmunitario y limpiará el colon de organismos no deseados, como por ejemplo la cándida.

Consumir fruta fresca

Los días que dedicas a la limpieza de colon con oxígeno son ideales para ofrecerle a tu cuerpo cantidades abundantes de fruta fresca biológica o cultivada localmente. Durante los seis días que dura la limpieza tomarás únicamente fruta. La fruta te aporta la cantidad adecuada de energía para que puedas deshacerte de las sustancias no deseadas que hay en tu organismo, y además garantiza que el colon esté bien hidratado para que se convierta en el medio ideal para el proceso de eliminación y limpieza.

La fruta fresca colabora en el proceso de eliminación porque aporta agua, oxígeno, fibra viva, pectina y nutrientes vitales. Por otra parte, puedes llevarla contigo allá adonde vayas (incluso en tu bolso o maletín), y esto facilita que puedas mantener la limpieza de seis días cuando vas a trabajar, haces viajes cortos o realizas otras actividades diarias.

La fruta te aporta la energía que necesitas durante la limpieza. Además, se descompone fácilmente e impide que el cuerpo gaste demasiada energía. Durante los seis días de limpieza deberás comer fruta *cinco veces al día.* Esto puede parecer complicado aunque si te detienes a pensarlo en realidad solo se tardan un par de minutos en pelar un plátano, comer una manzana o lavar y tomar algunas fresas.

He elegido las siguientes frutas (enumeradas por orden alfabético) porque considero que son las más idóneas para ayudarte en el proceso de limpieza. Es una buena idea tomar fruta variada a lo largo del día y de la semana, tanto para ofrecerle a tu organismo una buena variedad como para no aburrirte. Si las frutas que recomiendo no son de temporada o no las encuentras fácilmente, puedes consumir manzanas o plátanos biológicos, que normalmente están disponibles a lo largo de todo el año.

FRUTAS PARA LA LIMPIEZA DE COLON CON OXÍGENO

• Aguacates	• Manzanas	• Plátanos
• Arándanos	• Melocotones	• Pomelos
• Caquis	• Moras	• Sandía
• Ciruelas	• Naranjas	• Tomates
• Frambuesas	• Papaya	• Uvas blancas
• Higos	• Peras	
• Mangos	• Piña	

Ejemplo: Puedes tomar pomelo para desayunar, uvas blancas a media mañana, piña en el almuerzo, naranjas a media tarde y aguacates para cenar. No se deben combinar las frutas en cada comida.

Nota: Recuerda masticar cada bocado de fruta veinticinco veces antes de ingerirla, o al menos masticarla hasta que la fruta se haya transformado

---

> en un líquido. *La digestión adecuada comienza en la boca con una mas-ticación correcta.* Masticar los alimentos facilita que el cuerpo absorba sus nutrientes vitales, y también colabora con el proceso de limpieza (ver el capítulo cinco para conocer más detalles y sugerencias en relación con los alimentos).

EL PROGRAMA DE LIMPIEZA DE COLON

DÍAS 1 A 6

Al despertar
- Toma toda la fruta que necesites para sentirte satisfecho, pero ¡de un solo tipo!
- Repite la siguiente afirmación nueve veces: «Estoy limpio y sano».

Desayuno
- Toma toda la fruta que necesites para sentirte satisfecho, pero ¡de un solo tipo!
- Elige una de las siguientes frutas: pomelo, uvas blancas, sandía, piña o naranja.
- Después del desayuno y antes de tomar algo a media mañana, toma 600 ml (aproximadamente tres vasos) de la bebida para el colon.
- Repite la siguiente afirmación nueve veces: «Estoy limpio y sano».
- Toma tres cápsulas de Latero Flora o de otro probiótico de buena calidad.

A media mañana
- Toma toda la fruta que necesites para sentirte saciado, pero ¡de un solo tipo!

- Elige una de las siguientes frutas: arándanos, fresas, moras o frambuesas. Si no es temporada de bayas, puedes sustituirlas por manzanas o plátanos (o bananas).
- Después de la fruta a media mañana y antes del almuerzo, toma otros 600 ml (aproximadamente tres vasos) de la bebida para el colon.
- Repite la siguiente afirmación nueve veces: «Estoy limpio y sano».

Almuerzo

- Toma toda la fruta que necesites para sentirte saciado, pero ¡de un solo tipo!
- Elige una de las siguientes frutas: manzana, papaya o plátano (o banana).
- Después del almuerzo y antes de la merienda, toma otros 600 ml (aproximadamente tres vasos) de la bebida para el colon.
- Repite la siguiente afirmación nueve veces: «Estoy limpio y sano».

Merienda

- Toma toda la fruta que necesites para sentirte saciado, pero ¡de un solo tipo!
- Elige una de las siguientes frutas: pomelo, uvas blancas, piña o naranja.
- Después de la merienda y antes de la cena toma otros 600 ml (aproximadamente tres vasos) de la bebida para el colon.
- Repite la siguiente afirmación nueve veces: «Estoy limpio y sano».

Cena

- Toma toda la fruta que necesites para sentirte satisfecho, pero ¡de un solo tipo!

- Elige una de las siguientes: aguacates o tomates (estos últimos deben estar bien maduros para obtener los mejores resultados). Puedes utilizar zumo de lima fresco, sal marina natural (preferiblemente sal del Himalaya), pimienta de cayena o negra para sazonar el aguacate o el tomate, si lo consideras necesario. Lo mejor es consumirlos crudos.
- Después de cenar y antes de irte a la cama toma otros 600 ml (aproximadamente tres vasos) de la bebida para el colon.
- Repite la siguiente afirmación nueve veces: «Estoy limpio y sano».

Antes de irte a la cama

- Repite la siguiente afirmación nueve veces: «Estoy limpio y sano».
- Toma seis cápsulas de Oxy-Powder o de un buen limpiador a base de oxígeno con los restantes 200 ml de la bebida para el colon. Si al día siguiente no vas al retrete entre tres y cinco veces, aumenta la dosis y toma dos cápsulas más cada noche hasta que consigas evacuar entre tres y cinco veces por día. Los días que restan de la limpieza de colon toma la misma dosis todas las noches antes de irte a dormir. Una vez que hayas completado la limpieza de seis días, toma la dosis de mantenimiento según sea necesario.

Dosis de mantenimiento

Ahora que ya has hecho una limpieza completa, te recomiendo una limpieza regular al menos dos veces por semana para mantener el tracto intestinal sano. Utiliza la misma dosis que has tomado durante los seis días. Esta cantidad se puede tomar indefinidamente sin que se transforme en un hábito ni resulte perniciosa para tu organismo. Tomar regularmente una dosis de mantenimiento de un limpiador de colon a base de oxígeno aporta a tu cuerpo oxígeno beneficioso y colabora en la limpieza natural del tracto intestinal.

Una vez terminada la limpieza, te sugiero seguir la dieta para el colon, que explico detalladamente en el capítulo cinco. Después de leer ese capítulo estarás preparado para la gran tarea de eliminar lentamente las toxinas de tu entorno. En la segunda parte del libro te daré instrucciones específicas.

CINCO CONSEJOS PARA POTENCIAR LA LIMPIEZA DE COLON CON OXÍGENO

Como probablemente sabes, muchos de los órganos más vitales se encuentran en tu abdomen. En la cavidad abdominal están el estómago, la vesícula biliar, el páncreas, el diafragma, el colon, el intestino delgado y el hígado (a todos ellos en conjunto se los conoce como vísceras). Cuando algo debilita el sistema digestivo, como puede ser una enfermedad o un estilo de vida sedentario, el abdomen sufre las consecuencias.

MASAJE ABDOMINAL

El masaje del abdomen es un método que sirve para mantenerlo fuerte. Ha sido utilizado por numerosas culturas en todo el mundo y durante siglos como una forma de promover la salud. Afortunadamente, el masaje abdominal no requiere ninguna indicación médica ni un equipo especial, y no tiene ningún coste. Simplemente se necesita un poco de tiempo. Por otra parte, tiene el valor añadido de que puedes hacértelo tú mismo, y también a tu pareja, a tus hijos, a tus amigos o a las personas importantes de tu vida.

Algunos de los beneficios esenciales del masaje abdominal son:

- Aumenta el flujo sanguíneo que se dirige a la cavidad abdominal, y esto a su vez aporta más oxígeno a los órganos vitales.
- Estimula los procesos naturales internos y ayuda a eliminar toxinas.

- Proporciona bienestar y calor a través del tacto.
- En las mujeres, ayuda a volver a colocar el hueso pélvico y el útero en su posición adecuada, ya que normalmente se desplazan a lo largo de la vida.
- Alivia la tensión y relaja los músculos que rodean el colon, fomentando así un sistema digestivo más sano.
- Libera las cargas emocionales no procesadas (es decir, la tensión nerviosa).

Recomiendo el masaje abdominal especialmente a aquellas personas que están considerando la posibilidad de llevar a cabo una limpieza de colon para desintoxicar su organismo. El masaje abdominal puede potenciar el proceso de la limpieza porque tonifica la musculatura interna del colon y le otorga mayor fuerza y resiliencia.

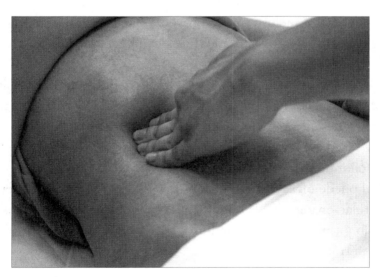

Figura 8. Masaje abdominal

El recuadro de la página 95 es una serie abreviada de instrucciones para el automasaje abdominal.

Quizás observes que tus intestinos no reaccionan de inmediato a los tratamientos de masaje. Esto se debe a que su actividad es perezosa debido a todos los años en los que has consumido alimentos inadecuados, por lo cual has perdido tono muscular en esa zona de tu cuerpo. Después de practicar la técnica durante algún tiempo, comenzarás a notar más calor por el incremento del flujo sanguíneo y por una reducción gradual de las tensiones alojadas en el abdomen. A medida que aumente la efectividad del masaje probablemente te aportará la misma cantidad de beneficios en mucho menos tiempo.

El masaje abdominal relaja el cuerpo y, en consecuencia, también fomenta la armonía interior. En nuestra cultura vertiginosa enfocada en el trabajo muchas personas se encuentran en un estado permanente de tensión, al ocuparse de múltiples tareas y estar pendientes de sus teléfonos móviles o sus *tablets*. Este hábito provoca una constante ansiedad, nos perjudica física, mental y emocionalmente, e incluso puede provocar que el colon se irrite con facilidad ante algunos estímulos que son inocuos cuando los niveles de estrés no son elevados.

Cuando se realiza como un complemento para la limpieza profunda del colon, el masaje te ayuda a «centrar» o equilibrar el cuerpo. Te sentirás mejor física y emocionalmente después de una suave sesión de masaje. Piensa en lo relajado que te sientes después de recibir un masaje profundo en la espalda. Un automasaje abdominal puede ofrecerte los mismos beneficios. En todos los ejercicios relacionados con la salud debes tener en cuenta que un colon limpio y sano es uno de los valores más importantes para prevenir las enfermedades.

TÉCNICA DEL MASAJE ABDOMINAL

INSTRUCCIONES, CONSIDERACIONES Y CARACTERÍSTICAS

Respiración   Inhala profunda y lentamente por la nariz y exhala por la boca. Esto te ayudará a desarrollar tu potencial respiratorio interno, algunas veces denominado *chi*.

Ubicación   Lo ideal es tumbarse sobre la cama o en un sofá, aunque también puedes realizar el masaje mientras te estás dando un baño o reclinado en una tumbona, preferiblemente por la mañana temprano o a última hora de la tarde. Debes estar lo más horizontal posible.

Las manos   Comienza con las manos apoyadas un poco más arriba de la zona de las ingles, en la parte inferior del abdomen. Puedes colocar dos almohadas pequeñas para elevar los brazos y poder hacer un masaje más amplio; además, así las manos estarán en una posición más ventajosa para hacer presión hacia abajo. Debes masajear también en sentido ascendente para abarcar todo el abdomen.

Presión   Siempre debes realizar una ligera presión y evitar comprimir las zonas donde sientas dolor. Utiliza toda la mano y coordina la técnica con la respiración natural, para no hacer presión hacia abajo cuando tu abdomen se está expandiendo. Se requiere práctica para llegar a identificar la forma adecuada de masajear, pero un factor esencial es mantener la misma presión constante. Concéntrate en sentir la blandura de los intestinos debajo de la piel, las contracciones y los movimientos naturales, además de notar si los bloqueos disminuyen o desaparecen y si el «flujo» que recorre todo el aparato digestivo ha mejorado.

Ritmo   Eleva ligeramente las manos mientras inhalas y empújalas hacia abajo con una suave presión durante la exhalación.

Técnica   Realiza movimientos circulares pequeños, alternando la dirección (a favor o en contra de las agujas del reloj). Apoya la mano izquierda sobre el lado izquierdo del abdomen y la mano derecha sobre el lado derecho.

	Trabaja acercando las manos y luego moviéndolas en la dirección opuesta. Durante el masaje prueba diferentes tipos de movimientos, como pueden ser ovalados y prolongados, en zigzag y también movimientos que parezcan pequeñas «friegas». Puedes usar distintas partes de las manos para aplicar la presión. A través de tu propia experiencia serás capaz de identificar los movimientos que más te benefician.
Tiempo	Las sesiones de automasaje deben durar entre quince y treinta minutos, con una fase de «calentamiento» de cinco minutos para desarrollar tu ritmo y tu fuerza. Y cuando el masaje termine, hay que hacer una fase de «enfriamiento» para reducir gradualmente la presión aplicada.
Visualización	Las imágenes de agua son especialmente beneficiosas, puesto que el agua fluye constantemente, nunca ocupa dos veces el mismo espacio, cambia con cada nueva ola para crear una expresión única y hermosa de la naturaleza. El cuerpo, la mente y el espíritu humanos sintonizan con la ausencia de forma del agua. Mientras te estás dando el masaje, imagina que te elevas y te sumerges ingrávidamente en un océano vasto y calmo.

RESPIRACIÓN DIARIA

Practicar ejercicios respiratorios simples (como, por ejemplo, la respiración diafragmática lenta o la relajación muscular consciente) puede ayudarte a despejar tu mente y calmar tus respuestas físicas frente al estrés. Tus intestinos se relajan cuando consigues aliviar el estrés cotidiano. La respiración concentrada y profunda incrementa el contenido de oxígeno en la sangre. Órganos como el colon necesitan cantidades suficientes de oxígeno para funcionar correctamente.

Técnica: Inhala profundamente por la nariz durante cuatro segundos. Retén la respiración durante dieciséis segundos y luego exhala por la boca lentamente durante ocho segundos. Repite este ejercicio nueve veces para completar una sesión. Te aconsejo que hagas como mínimo dos sesiones diarias o que practiques el ejercicio cuando te sientas estresado.

CONCÉNTRATE EN EMOCIONES POSITIVAS

Es fácil quedar atrapado en el ajetreado mundo actual y enfocarse más en lo negativo que en lo positivo (por ejemplo, detenerte en los defectos de un colega o de un familiar, en lugar de ver sus virtudes). No deberíamos dejarnos agobiar por los estímulos estresantes que nos rodean. Si te sientes estresado, ansioso, enfadado o deprimido, cualquiera que sea la causa, hay muchas probabilidades de que tu colon lo advierta. Piensa en cómo se contrae instantáneamente tu estómago cuando sucede algo que te impacta o sorprende. Las situaciones y las emociones que producen estrés liberan hormonas en el cuerpo que tienen efectos perjudiciales para nuestra salud digestiva.

Para evitar dichos efectos, rodéate de energía positiva. Y esto lo puedes conseguir de diferentes formas, como puede ser escuchar tu música favorita, recibir un masaje, salir a dar un paseo con un amigo o cepillar a tu mascota y jugar con ella. Y sobre todo no te olvides de sonreír: la sonrisa es contagiosa y tiene un efecto positivo en las personas que te rodean. Si estás pasando por una época difícil y luchando por controlar emociones negativas, encuentra a alguien con quien hablar, ya sea un amigo que no te juzgue, un consejero espiritual o un terapeuta profesional.

En mi opinión, liberarse del estrés es fundamental para tener una salud óptima. Un estado de tensión mental crónica no ayuda a desintoxicar el colon, únicamente contribuye a su toxicidad. Por lo tanto, te ruego que hagas todo lo que sea necesario para reducir las energías negativas en tu vida y sustituirlas por fuerzas positivas que reduzcan el estrés. Vive en el *presente*.

DUERME LO SUFICIENTE

A algunas personas les resulta especialmente difícil dormir todo lo que necesitan. De alguna manera, los estadounidenses nos las arreglamos para exagerar en algunas cosas y quedarnos cortos en otras. Normalmente nos esforzamos en exceso cuando nos encontramos en ambientes estresantes, como por ejemplo nuestro lugar de trabajo, y nos quedamos cortos cuando se trata de actividades que son beneficiosas para la vida, como son el ejercicio, la alimentación sana, el descanso y el sueño. Trabajar mucho y no dormir lo suficiente es exactamente lo contrario de lo que la naturaleza quiere para nosotros. Dormir es una de las actividades más fundamentales de nuestra vida. Y dormir bien no es una recomendación ni una sugerencia, sino una necesidad. Definitivamente, el cuerpo tiene que disponer de tiempo para descansar y recuperarse.

Es importante irse pronto a la cama (sobre las ocho o nueve de la noche, o como mucho a las diez) para beneficiarse de los campos magnéticos regenerativos de la Tierra. Dormirse entre dos y cinco horas antes de la medianoche potencia los poderes curativos naturales de nuestro sistema inmunitario, necesarios para restaurar la salud, y además colabora con el ciclo de eliminación matutino. Intenta dormir en un ambiente lo más oscuro posible; cuando la luz alcanza los ojos, interrumpe los patrones del sueño que marca la glándula pineal y también la producción de hormonas beneficiosas, tales como la melatonina y la serotonina.

ACUDE REGULARMENTE A LA CONSULTA QUIROPRÁCTICA PARA HACERTE AJUSTES VERTEBRALES

El cuerpo humano es un mecanismo intrincado formado por millones de nervios encargados de ejecutar cada uno de nuestros movimientos. Uno de esos impresionantes grupos de nervios se encuentra en la región lumbar de la columna, es decir, en la zona más baja de la espalda. Los nervios son responsables de controlar las funciones intestinales, urinarias y sexuales. Cuando estos nervios están hiperactivos, o por el contrario hipoactivos, ya sea por una protrusión o por una hernia discal,* un nervio «pinzado» o incluso una ligera desalineación vertebral, las tres funciones orgánicas mencionadas pueden verse afectadas.

Los nervios lumbares controlan el peristaltismo intestinal, es decir, las contracciones en forma de onda que ayudan a trasladar los residuos a través del cuerpo. En algunas ocasiones la presión sobre estos nervios puede limitar los movimientos peristálticos y provocar estreñimiento o diarrea. Cuando estos nervios están afectados, puedes sentir dolor o malestar en el abdomen, experimentar náuseas o incluso perder temporalmente el control de tus intestinos.

Algunas veces un simple reajuste espinal realizado por un quiropráctico alivia la presión sobre los nervios. Incorporar de manera regular un chequeo quiropráctico y una alineación espinal como parte de los cuidados de tu salud puede ayudarte a mantener en buen estado este importante grupo de nervios. Tu quiropráctico también puede enseñarte algunos ejercicios para fortalecer la zona lumbar de la columna, lo que te ayudará a prevenir este tipo de problemas en el futuro.

PREGUNTAS Y RESPUESTAS SOBRE LA LIMPIEZA DE COLON CON OXÍGENO

P: ¿Puedo hacer la limpieza sin interrumpir mis actividades cotidianas?

R: Efectivamente, puedes seguir con tu rutina diaria. Si vas a pasar mucho tiempo fuera de casa, puedes llevarte contigo la bebida con los ingredientes para la limpieza, así como también

---

* N. de la T.: Una protrusión discal consiste en el abombamiento de la «envoltura fibrosa» que rodea el disco intervertebral, mientras que una hernia discal consiste en la salida de parte del núcleo pulposo a través de una fisura en la «envoltura fibrosa» del disco.

la fruta fresca, que puedes lavar y cortar en casa y transportar en un recipiente bien cerrado.

Sugerencia: Es aconsejable comenzar la limpieza de seis días un viernes o un sábado por la mañana, pues de este modo podrás ir al cuarto de baño fácil y cómodamente, y permanecer en él durante periodos prolongados. Así te sentirás más relajado, y además tu cuerpo tendrá tiempo de acostumbrarse a los cambios asociados a la limpieza durante el fin de semana. Hacer la limpieza durante seis días es posible siempre que haya un cuarto de baño cerca de ti.

P: ¿Tendré que estar en el cuarto de baño todo el día?

R: Dependiendo de tu peso corporal, durante los primeros días es muy probable que necesites tener un cuarto de baño a tu alcance. Sin embargo, cuando hay una gran cantidad de materia fecal compactada, suele suceder que la evacuación de los desechos no se produzca hasta el segundo o tercer día de limpieza. Los resultados son diferentes en cada individuo. Después de todo, probablemente hayas pasado años (o incluso décadas) acumulando desechos tóxicos en tu sistema digestivo y, como es natural, te llevará un poco de tiempo deshacerte de ellos. El número medio de evacuaciones diarias durante la limpieza es de tres a siete.

P: ¿Perderé peso durante los seis días que dura la limpieza?

R: El objetivo de esta limpieza no es adelgazar. Aunque algunas personas han informado de una pérdida de peso que oscila entre dos y diez kilos, en verdad no se trata de una pérdida de grasa real, sino más bien de la eliminación de la materia fecal endurecida y almacenada a lo largo de todo el tracto intestinal.

P: ¿Cómo puedo saber cuándo están limpios mis intestinos y que ya me he deshecho de toda la materia fecal compactada e incrustada en ellos?

R: Como ya mencioné, los resultados de la limpieza son distintos en cada individuo, dependiendo de su dieta, del ejercicio que practique, de su edad y también de sus niveles de estrés físico y emocional. No obstante, si quieres asegurarte de que el interior de tu cuerpo esté lo más limpio posible, solo deberías tomar frutas y hortalizas biológicas crudas, y eliminar la mayor cantidad posible de toxinas de tu entorno (ver la segunda parte). La dieta estándar americana* (adecuadamente llamada SAD**) es tan deficiente que deberás depurar tu cuerpo de forma regular para mantener limpio el revestimiento intestinal. Por lo tanto, te recomiendo una dosis de mantenimiento continuada, empleando un limpiador a base de oxígeno entre dos y tres veces por semana (especialmente después de consumir carnes rojas). Utiliza tu actividad intestinal como guía. El color, la consistencia y la frecuencia de tus deposiciones te indicarán lo «limpio» que estás. A medida que tu tracto intestinal esté cada vez más limpio, el color de las heces será más claro y el tiempo de tránsito (es decir, el tiempo que transcurre entre la ingestión de los alimentos y la eliminación de los desechos) será más corto (de doce a dieciséis horas). También deberías tener evacuaciones más frecuentes y más suaves, y tus heces deberían ser más blandas. En el capítulo tres ofrezco más detalles sobre la evaluación de las heces normales.

P: ¿Con qué frecuencia debería repetir la limpieza con oxígeno?

R: Tienes toda la libertad para repetir la limpieza con oxígeno de acuerdo con tus necesidades. Eso dependerá de tu dieta habitual, la cantidad de toxinas a la que estás expuesto diariamente, los factores estresantes presentes en tu vida y cómo te sientes habitualmente. Te recomiendo repetir la limpieza de seis días entre cada tres y ocho meses cuando existan las tres condiciones siguientes:

---

* Estadounidense.
** N. de la T.: SAD, *Standard American Diet*. El autor ironiza, pues *sad* en inglés significa «triste» o «lamentable».

- Tu dieta incluye frecuentemente alimentos procesados o comidas rápidas, café, refrescos o alcohol.
- Sientes que tienes heces compactadas o sufres estreñimiento.
- No practicas ejercicio de forma regular (lo que significa tres veces por semana, o más).
- Sueles tener infecciones por levaduras, hinchazón abdominal o gases.

Y aunque sigas mis sugerencias y elimines las toxinas de tu entorno en la medida de tus posibilidades, mejores tu dieta y aumentes tu rutina de ejercicios, deberías repetir la limpieza de seis días cada seis meses para tener una óptima salud intestinal.

Sugerencia: Para comprobar el tiempo que tardan los alimentos en atravesar tu organismo (tiempo de tránsito), consume una mazorca de maíz entera durante una cena. Apunta la hora en que has cenado. No vuelvas a tomar maíz durante los tres días previos a la prueba. Luego presta atención a cuándo aparecen los granos de maíz en tus deposiciones. En cuanto los detectes, apunta el día y la hora. Esta es la forma de saber cuál es tu tiempo de tránsito real. Recomiendo repetir la prueba dos o tres veces para que el resultado sea exacto.

P: ¿Por qué la limpieza de colon con oxígeno es tan diferente a otros programas de limpieza de colon?

R: En primer lugar, la limpieza de colon con oxígeno es mejor que otras debido a su capacidad para limpiar el tracto intestinal completo, que tiene una longitud de entre siete y nueve metros. Está diseñada para depurarlo exhaustivamente, oxidando las heces compactadas y reduciendo la cantidad de materia fecal dura e incrustada en los intestinos grueso y delgado, y en el colon. Esta limpieza utiliza el oxígeno O_2 de la fruta y

el oxígeno monoatómico O_1 del limpiador para liberar oxígeno útil en el flujo sanguíneo y los intestinos, y lo hace de una
forma natural y no tóxica. Las estimaciones indican que una
persona normal de unos cuarenta años tiene entre tres y seis
kilos de materia fecal dura y compactada alojada en su tracto
intestinal. Dado que este tiene entre siete y nueve metros de
longitud, si pudiéramos abrirlo y desplegarlo (un pensamien-
to horrible), la superficie sería del tamaño de una pista de te-
nis. Al utilizar este limpiador puedes diluir u oxidar las heces
compactadas en el intestino delgado, el intestino grueso y el
colon de una manera segura y efectiva. Esto es esencial porque, como ya sabes muy bien por todo lo que has leído hasta
ahora, un tracto intestinal limpio es el paso esencial para disfrutar de una óptima salud.

P: ¿Qué síntomas podría experimentar durante los seis días de
limpieza?

R: Durante la limpieza puedes evacuar heces acuosas o gaseosas
y experimentar sonidos intestinales o calambres temporales
causados por la acumulación de gases. Los calambres deberían
remitir al cabo de dos o tres días. Otros efectos circunstancia-
les podrían incluir jaquecas suaves, dolores articulares o musculares, drenajes sinusales, cansancio, erupciones cutáneas o
insomnio. Todos ellos desaparecen en cuanto las toxinas son
eliminadas del organismo.

LA LIMPIEZA RÁPIDA DE COLON NOCTURNA

Supongamos que sales a cenar y comes y bebes en exceso. Comer
demasiado durante la cena puede causar estragos en el colon, por
no hablar de cómo te sentirás al día siguiente. El filete, las patatas,
el vino, el postre y todo lo demás pueden permanecer en tu tracto
intestinal durante dos o tres días, porque la mezcla inadecuada de
alimentos hace que el filete se pudra, los carbohidratos fermenten

y las grasas se tornen rancias antes de que puedan ser procesadas y posteriormente eliminadas. Semejante sobrecarga de alimentos deteriora las enzimas necesarias para deshacerlos correctamente. Por otra parte, la mayoría de las personas están tan ansiosas por darse un atracón durante la cena que no mastican bien, con la consecuencia de que llegan trozos grandes de alimentos al tracto gastrointestinal.

Enseñarte esta limpieza para estas ocasiones no significa que te esté recomendando comer y beber de este modo de forma regular. Sin embargo, teniendo en cuenta cómo es nuestra cultura, y la escasa calidad de la comida que sirven en los restaurantes, tal vez no te resulte fácil evitar una cena ocasional en la que comes exageradamente y luego sufres sus inevitables consecuencias. También puede suceder que alguna noche te apetezca darte un capricho en casa.

Pero si decides «tirar la casa por la ventana» de vez en cuando, es mejor que te deshagas de toda esa basura cuanto antes. Y la forma más fácil y efectiva de hacerlo es mediante una limpieza rápida.

Técnica: Antes de irte a dormir, exprime el zumo de ¼ de limón (preferiblemente orgánico) y añade una cucharada de vinagre de manzana biológico a unos 500 ml de agua purificada o destilada. Bebe la mezcla junto con ocho cápsulas de Oxy Powder u otro limpiador a base de oxígeno que sea de primera calidad.

Nota: Dado que tu estómago está lleno, y por lo tanto probablemente distendido, es posible que tengas algunos calambres antes de consumir toda la bebida. En ese caso, levántate y camina aproximadamente durante quince minutos para aumentar el flujo sanguíneo y conseguir que la comida descienda por el tracto digestivo gracias a la fuerza de gravedad. Al día siguiente deberías haber eliminado todos los desechos de una manera segura y eficaz.

¿PUEDO UTILIZAR OTROS MÉTODOS DE LIMPIEZA DE COLON?

Entre la amplia gama de opciones para limpiar el colon se encuentran la hidroterapia de colon, los laxantes, los enemas, la bentonita u otras arcillas limpiadoras, los suplementos de hierbas y los limpiadores a base de oxígeno. La hidroterapia de colon y los enemas son métodos de limpieza mecánicos que implican el uso de un equipo especializado. Los laxantes y los suplementos naturales (incluidos los limpiadores a base de oxígeno de los que ya te he hablado) normalmente se administran por vía oral o rectal.

Es importante que te informes muy bien antes de elegir un método para limpiar tu colon. A continuación se abarcan los aspectos fundamentales de las principales opciones de limpieza de colon, incluidas sus ventajas y desventajas.

Como ya sabes, los métodos de limpieza de colon tienen como objetivo eliminar los residuos tóxicos que contaminan los intestinos. También sabes que el estreñimiento suele ser uno de los primeros signos de acumulación de toxinas, y que eliminarlas con una limpieza regular puede resolver la situación. No obstante, el tratamiento para el estreñimiento no necesariamente incluye la limpieza de colon, en especial si el problema se aborda según los protocolos médicos tradicionales. Básicamente, la acción de un buen limpiador intestinal va directamente a la fuente del estreñimiento, mientras que los tratamientos tradicionales (como pueden ser los laxantes) solo proporcionan un alivio temporal de los síntomas y pueden hacer poco o nada para eliminar las heces compactadas o curar el delicado tejido intestinal.

> **Sugerencia:** Las personas que beben alcohol y recurren a la limpieza de colon rápida nocturna informan que los síntomas de la resaca del día siguiente son mucho más suaves y a menudo experimentan la sensación de tener la energía renovada.

¿PUEDEN LOS LAXANTES LIMPIAR EL COLON?

En los Estados Unidos se gastan anualmente alrededor de ochocientos cincuenta billones de dólares en laxantes. Suele ser el primer recurso que se les ocurre a quienes pretenden aliviar su estreñimiento. Sin embargo, los laxantes implican algunos riesgos serios, y de ninguna manera son una verdadera solución de limpieza.

Hay tipos muy diferentes de laxantes. Se utilizan diversos métodos para alcanzar el mismo resultado: eliminar el bloqueo intestinal. En general se pueden agrupar en tres categorías: osmóticos, estimulantes y laxantes que aumentan el volumen de las heces.

Los **laxantes osmóticos** pueden provocar que una cantidad excesiva de líquido pase a los intestinos por ósmosis. Se trata de un proceso lento que puede llevar varios días, pero finalmente el líquido de las heces aumenta y provoca una diarrea para que sea más fácil evacuarlas. En la etapa inicial de espera, este tipo de laxantes también puede causar una deshidratación importante debido a la pérdida de agua, además de calambres e hinchazón abdominal por la acumulación de gases.

Los laxantes osmóticos incluyen lactulosa (Duphalac, Generlac, Actilax) sorbitol, glicerina (Colace), compuestos de glicol polietileno (MiralAX) e hidróxido de magnesio G (leche de magnesio).

Los **laxantes estimulantes** contienen sustancias químicas que a menudo son tóxicas y causan que los músculos intestinales tengan espasmos y se contraigan. Han ganado popularidad porque entran en acción en cuestión de horas. Desafortunadamente, también pueden provocar los mismos síntomas que los laxantes osmóticos: diarrea, deshidratación y dolores debido a la acumulación de gases. Si este tipo de laxantes se utilizan en exceso, pueden ser increíblemente adictivos e incluso con el paso del tiempo dañar el sensible revestimiento intestinal. Los intestinos pueden generar una dependencia a ellos debido a su capacidad para desencadenar movimientos intestinales «falsos», que en realidad impiden las contracciones intestinales normales. Esta condición, conocida como síndrome del intestino perezoso, a largo plazo resulta en una batalla con el estreñimiento crónico y la pérdida de tono y fuerza muscular de los intestinos, y de vez en cuando puede causar accidentes embarazosos.

Entre los laxantes estimulantes se incluyen el sen, la cáscara sagrada, el aceite de castor, Dulcolax, Exlax Gentle Nature, Fleet Bisacodyl, Gentilax y Senokot.

Los **laxantes que aumentan el volumen de las heces** utilizan materiales altamente absorbentes (por lo general fibra inerte en lugar de fibra viva, como la de las manzanas frescas) para aumentar la masa general de las heces en los intestinos. A medida que las heces aumentan de tamaño, los intestinos se ven forzados a invertir mucha más energía para eliminarlas y deben trabajar más arduamente para procesar la materia fecal obstruida.

La fibra y el mayor tamaño de las heces suelen ser algo positivo. Sin embargo, los laxantes que aumentan el volumen de las heces pueden ser peligrosos, ya que potencialmente pueden llegar a obstruir los intestinos. Esto puede deberse a uno de sus componentes, el psilio, que se utiliza en la mayoría de los laxantes con fibra de venta libre, como por ejemplo Metamusil. El psilio es uno de los ingredientes vegetales más comunes en las fórmulas de los productos limpiadores del colon, y muy especialmente en los laxantes con fibra de venta libre.

Se han recibido numerosos informes de reacciones alérgicas graves después de la ingestión de productos con psilio. Estas reacciones incluyen respirar con dificultad, irritación cutánea o urticaria y anafilaxia potencialmente peligrosa para la vida. El uso a largo plazo de productos que contienen psilio también puede afectar negativamente a la absorción de determinadas vitaminas y minerales esenciales, entre ellos el hierro. Pero quizás lo más irónico sea que la obstrucción del tracto gastrointestinal también aparece de forma regular en los estudios de pacientes que consumen productos con psilio de forma inadecuada (es decir, sin leer ni respetar las instrucciones de la etiqueta, y a menudo sin beber suficiente agua). Estos estudios parecen sugerir que el problema es especialmente común entre individuos que tienen tendencia a sufrir estreñimiento.

Otros laxantes con fibra potencialmente nocivos incluyen metilcelulosa (Citrucel), policálcico (Fibercon) y dextrina de trigo (Benefiber).

¿QUÉ COMPONENTES VEGETALES DE LOS LIMPIADORES DE COLON SE DEBERÍAN TENER EN CUENTA?

La industria de los suplementos naturales para la salud ha sido recientemente invadida por numerosas «informaciones comerciales» sobre la salud natural, los limpiadores de colon a base de hierbas y los productos depurativos. Aunque sean naturales, prácticamente ninguno de ellos es eficaz para eliminar las toxinas del colon. De acuerdo con la Biblioteca Nacional de Medicina, los Institutos Nacionales de Salud y otras organizaciones similares, muchos limpiadores de colon a base de hierbas además de ser ineficaces podrían incluso poner en serio riesgo la salud del consumidor.

La mayoría de los fabricantes optan por incluir ingredientes económicos y potencialmente peligrosos en sus fórmulas. Entre los que hay que tener especialmente en cuenta se encuentran el sen, la cáscara sagrada y el psilio.

Existen muchas otras combinaciones de hierbas que se incluyen en los limpiadores de colon y que son potencialmente peligrosas, de manera que asegúrate de conocer qué contiene un limpiador a base de hierbas antes de introducirlo en tu cuerpo.

El psilio (la semilla de la planta zaragatona*) es un laxante rico en fibra y mucílago que aumenta el volumen de las heces. Sus propiedades laxantes se deben a que la cáscara se hincha cuando entra en contacto con el agua. Una vez ingerido, estimula una contracción refleja en las paredes intestinales. El psilio actúa como una esponja dura mientras desciende por el tracto intestinal, y esto a menudo provoca que los intestinos se vacíen. Sin embargo, aunque se comercializa para vaciar el intestino a corto plazo, no es efectivo para una limpieza completa, para eliminar gran parte de los desechos tóxicos ni para mejorar la salud de las paredes intestinales a largo plazo.

A pesar de las afirmaciones de muchos fabricantes, el uso de laxantes o de productos para aliviar el estreñimiento que contienen psilio (o sus componentes o extractos) o la ingestión de estos suplementos «naturales» a base de hierbas puede ser una opción potencialmente fatal. Una búsqueda reciente en www.shopping.com utilizando la palabra clave *psilio* reveló que más de ochocientos productos y sus variantes contienen este ingrediente.

Aunque la mayoría de los productos que contienen psilio se venden a través de Internet directamente a los consumidores, también pueden encontrarse en las estanterías de las tiendas de alimentación o en farmacias, bajo diferentes marcas. El psilio ha sido también incluido en cereales para el desayuno comercializados bajo el lema de que reducen el colesterol y son «saludables para el corazón». Después de todo (o eso es lo que se pretende que crea el consumidor), si se incluye en los cereales para el desayuno no puede ser algo peligroso, ¿verdad?

Estos fabricantes de productos seguramente tienen conciencia del riesgo que implica el uso del psilio, ya que en las etiquetas incluyen advertencias similares a las siguientes (elegidas al azar).

---

* N. de la T.: La zaragatona (también conocida como plantago) es una especie herbácea natural de la zona occidental del Mediterráneo, sobre todo España y Marruecos, y del sur de Asia.

Advertencias sobre el psilio

- El consumo de este producto sin una cantidad adecuada de líquidos puede provocar hinchazón y bloqueo de la garganta y el esófago, y por lo tanto producir ahogo o asfixia.
- No consumas este producto si tienes dificultades para tragar.
- Si experimentas dolor en el pecho, vómitos o dificultades para tragar o respirar después de tomar este producto, consulta de inmediato con un médico.
- Mantener alejado del alcance de los niños.
- En caso de sobredosis, ponte inmediatamente en contacto con un médico o con un centro de control de intoxicación.
- Alerta para las alergias: este producto puede causar una reacción alérgica en personas sensibles al psilio, inhalado o ingerido.

Consulta con un médico antes de utilizarlo si:

- Observas un súbito cambio en tus movimientos intestinales que persiste durante dos semanas.
- Tienes dolor abdominal, náuseas o vómitos.
- Deja de usar el producto y consulta con un médico si el estreñimiento dura más de una semana o se produce un sangrado rectal. Estos síntomas pueden indicar un problema grave de salud.

El sen es una hierba que tiene propiedades laxantes estimulantes y es tóxica para los tejidos musculares animales. Sin embargo, es un ingrediente que se utiliza de forma habitual en la elaboración de infusiones de hierbas, suplementos para perder peso, vitaminas y muy especialmente laxantes. De hecho, a veces se receta como un medicamento «natural» para curar el estreñimiento. Pese a su alarmante toxicidad, el sen se sigue incluyendo en cientos de productos a pesar de causar infinidad de problemas graves de salud, enfermedades e incluso la muerte cuando se ingiere en enormes cantidades.

El sen puede provocar una variedad de trastornos para la salud cuando llega a estar presente en los órganos o en el flujo sanguíneo en altas concentraciones después de haber sido ingerido por diferentes vías. Parece afectar esencialmente a los sistemas orgánicos asociados a la sangre o a las funciones celulares naturales, o a ambos, pero también puede dañar gravemente el hígado. Las enfermedades y trastornos comunes provocados por un uso excesivo del sen, o por su toxicidad, incluyen:

- Una menor producción de enzimas.
- Enfermedades de la sangre.
- Fallos hepáticos.
- Daños en los tejidos musculoesqueléticos.
- Deterioro del sistema nervioso.
- Merma de energía.
- Diarrea grave.
- Dermatitis del pañal y ampollas (en bebés y niños pequeños).
- Necrosis del tejido colorrectal (que puede dar lugar a un cáncer de colon).

La cáscara sagrada también es un laxante estimulante. A través de procedimientos científicos se ha demostrado que puede causar graves problemas digestivos, e incluso agravar síntomas como la diarrea y el estreñimiento, en lugar de curarlos. Otros problemas de salud que puedes desarrollar utilizando cáscara sagrada incluyen:

- Hepatitis aguda (inflamación del hígado).
- Daños hepáticos.
- Dolor abdominal.
- Sangrado rectal.
- Lesiones en el colon.

La cáscara sagrada es una de las plantas incluidas en un grupo clasificado como antraquinonas, conocidas por ser agentes cancerígenos. En otras palabras, cuando los animales de laboratorio ingieren esta hierba en cantidades suficientes, desarrollan tumores o cáncer de colon. Solo una pequeña fracción de ADN diferencia a los seres humanos de los demás mamíferos, como por ejemplo las ratas o los primates, e incluso de las moscas... de manera que cualquier cosa que pueda matar a un animal probablemente puede matar *a la mayoría* de los animales.

Obviamente, no desearás ingerir esta hierba ni ninguno de sus derivados. Tómate todo el tiempo que sea necesario para buscar un producto que sea adecuado para ofrecerle a tu cuerpo la capacidad de limpiarse y sanarse por sus propios medios, en lugar de forzar un efecto mediante un laxante peligroso que podría ser más perjudicial que beneficioso.

Una táctica popular pero de dudosa reputación utilizada por las empresas que venden limpiadores a base de hierbas es mostrar fotografías de «placas mucosas» depositadas en el retrete. No dejes que estas repugnantes imágenes de hebras de fibras a medio digerir te engañen, no existe ninguna prueba de que estas hebras de placas mucosas sean realmente materia tóxica que estaba incrustada en los intestinos y ha sido evacuada. Yo mismo he creado esta sustancia mucosa en el laboratorio mezclando psilio con un poco de harina blanca, un poco de aceite hidrogenado y agua. El resultado es una pasta de aspecto desagradable que se puede moldear fácilmente.

Estos productos pueden ser bastante económicos (alrededor de dieciocho dólares por un tratamiento de un mes) o excesivamente caros (noventa dólares por un tratamiento de un mes). Normalmente su uso requiere múltiples pasos, mezclar diferentes envases de ingredientes y luego seguir un régimen determinado, lo que puede requerir demasiado tiempo y resultar engorroso. Yo me inclino por tomar un par de píldoras por la noche antes de irme a dormir.

Hoy en día, muchas personas que quieren mejorar su salud intestinal afirman haberse beneficiado de los limpiadores de colon que aumentan el volumen de las heces. Mi opinión es que eso está muy bien si las hace sentirse mejor. No soy quien para decir que lo que funciona para una persona no necesariamente es efectivo para otras. Sin embargo, quiero resaltar que tienes en tus manos la sabia decisión de velar por tu propia salud. No te estoy advirtiendo que no utilices estos productos cuando no hay otra cosa disponible; simplemente te insto a que seas precavido y que identifiques qué es lo más efectivo para ti.

¿SON EFICACES LOS ENEMAS PARA LIMPIAR EL COLON?

Los enemas son una de las técnicas más antiguas que se conocen para limpiar el colon y tratar el estreñimiento. Han sido utilizados en todo el mundo durante siglos.

En su forma más simple, un enema es una cánula que se inserta en el ano con el fin de introducir en el recto un líquido (históricamente, solo agua) que se encuentra en un pequeño recipiente. Este método puede ser efectivo para retirar los residuos que han quedado atrapados en la parte inferior del colon, pero no llega a limpiar realmente todo el tracto intestinal.

Además de agua también se han utilizado diferentes soluciones. Combinaciones de hierbas, aceites, café y arcilla diluida son solo algunos de los ejemplos más populares.

Existen también los llamados enemas secos, que tienen un efecto similar. En este método se introducen pequeñas cantidades de lubricante estéril (como puede ser la glicerina) directamente en el recto utilizando una jeringa no hipodérmica desechable. Esto se parece a un supositorio, pero produce un efecto mucho más rápido. Algunas personas prefieren los enemas secos a sus homólogos líquidos sencillamente porque son más fáciles de usar. Actúan basándose en la opinión de que cuanto menos líquido se introduzca en los intestinos, menos líquido se expulsará.

Los enemas pueden ser realmente útiles para tratamientos ocasionales de estreñimiento agudo. No obstante, su eficacia es en cierto sentido limitada y depende en gran medida del tipo de solución utilizada. Además, únicamente llegan a desalojar los desechos que se encuentran en la parte final de los intestinos. Por tanto, no son una buena solución a largo plazo para evitar el estreñimiento ni para eliminar las toxinas de la parte superior del intestino.

A muchas personas les inquieta la idea de insertarse un objeto en el ano, algo que puede considerarse comprensible. También hay que tener en cuenta que además de ser incómodos, los enemas pueden causar graves daños en los delicados tejidos intestinales si se administran de forma incorrecta.

> **Nota del médico:** En mi consulta he utilizado enemas de café biológico, hierbas orgánicas y arcilla orgánica con gran éxito, siempre teniendo en cuenta el estado de salud del paciente y también la toxicidad de su organismo. Habla con un profesional de la salud para saber si puedes beneficiarte de estos tipos específicos de enemas.

ARCILLA DE BENTONITA

Existe una clase particular de arcilla, la bentonita, que se ha publicitado por sus propiedades depurativas. Esta arcilla natural ha sido utilizada para ayudar a individuos afectados por diversos síntomas de estreñimiento (como, por ejemplo, hinchazón abdominal y gases) o que padecían el síndrome del intestino irritable. Como resultado, se ha convertido en un elemento básico de muchos programas de desintoxicación. Cuando se toma por vía oral, la bentonita ofrece múltiples beneficios, entre ellos:

- Desintoxica el hígado.
- Elimina las toxinas del colon.
- Favorece el equilibrio bacteriano saludable del sistema digestivo.
- Elimina los metales pesados y las sustancias químicas después de los tratamientos de radiación.
- Activa el sistema inmunitario.
- Fomenta la respiración celular eficaz.
- Mejora la asimilación de los nutrientes por el sistema digestivo.

Esta arcilla particular tiene potentes propiedades de *absorción* y *adsorción*. Aunque estas palabras son muy semejantes, denotan procesos completamente diferentes.

En la *adsorción* las moléculas que componen la bentonita tienen una carga negativa. Las moléculas de las toxinas, las bacterias nocivas y otros agentes causantes de enfermedades tienen carga positiva. A medida que la arcilla atraviesa el colon, los iones negativos atraen a los iones tóxicos positivos y se unen a ellos. Los iones presentes en los bordes externos de ambas moléculas cambian de lado, provocando una reacción de intercambio que «satisface» eléctricamente a las moléculas. Las dos moléculas se ligan de este modo hasta que la molécula de arcilla absorbe literalmente la molécula tóxica.

En la *absorción*, la arcilla de bentonita de una calidad suficientemente alta posee una estructura molecular de solamente diecisiete minerales. En términos químicos, cuantos menos minerales haya en una molécula, mayor es su potencial para absorber otras sustancias. La arcilla actúa como una esponja que absorbe las moléculas que fueron inicialmente «intercambiadas» y ligadas en el proceso de adsorción. La molécula de arcilla absorbe la molécula de la toxina ligada a su parte externa y la incorpora internamente. De ese modo, el cuerpo puede expulsar las moléculas de arcilla llenas de toxinas a través de los movimientos intestinales.

Advertencia: No debes tomar arcilla de bentonita si estás embarazada, tienes una edad avanzada o han transcurrido menos de dos horas después de tomar cualquier otra medicación o suplemento nutricional. No se conocen efectos secundarios asociados a la ingesta de muestras biológicas puras de esta arcilla curativa en las cantidades recomendadas. No obstante, la arcilla de bentonita no se ha sometido a un estudio longitudinal enfocado en sus efectos fisiológicos en los seres humanos. Siempre es mejor consultar con un médico cualificado antes de tomar un suplemento nuevo. Más aún, debes tomarte todo el tiempo que sea necesario para realizar una investigación con el fin de adquirir un suplemento cuya seguridad y altos estándares de pureza y eficacia hayan sido demostrados.

HIDROTERAPIA DE COLON

En diversos sentidos, la hidroterapia de colon, también llamada irrigación colónica, es como un enema sobrecargado. Aunque en el mercado existen dispositivos que los más aventurados pueden comprar para llevar a cabo la hidroterapia de colon en casa, yo recomiendo los tratamientos administrados por un profesional cualificado y con experiencia en un centro privado, clínica o *spa*. La mayoría de los terapeutas han aprendido a masajear suavemente el abdomen durante el ciclo de eliminación de residuos. Esto ayuda a mover los gases y los desechos que se han quedado bloqueados en el colon. Es aconsejable encontrar un terapeuta que utilice un dispositivo aprobado por la Administración de Alimentos y Medicamentos (FDA, por sus siglas en inglés) y también espéculos y tubos desechables.

Advertencia: La hidroterapia de colon puede no ser aconsejable para personas que sufren hemorroides, pólipos malignos, la enfermedad del intestino inflamatorio activa, o diverticulitis activa.

El sistema cerrado es el mejor para evitar que los desechos se liberen en el suministro de agua municipal local.

Es importante conocer los posibles riesgos antes de someterse a este tipo de tratamiento, especialmente si eres mujer y sospechas que puedes estar embarazada.

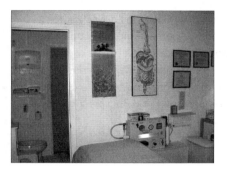

Durante una sesión de hidroterapia de colon el terapeuta ayuda a insertar suavemente unos pocos centímetros de una pequeña cánula de plástico, conocida como espéculo, en el recto. El espéculo está acoplado a un tubo de plástico conectado a un equipo de hidroterapia. Luego se introduce agua purificada y tibia en el cuerpo, que comenzará a limpiar el colon lenta y suavemente. Dependiendo de cuáles sean los síntomas y el estado de salud, el terapeuta puede añadir hierbas, ozono o enzimas en el agua para aumentar los beneficios de la terapia.

A medida que el agua fluye por el interior del colon, provoca la contracción y dilatación de los músculos, favoreciendo así la eliminación de los alimentos no digeridos, el agua y las bacterias, y también los gases y mucosidades que se han acumulado en el colon. Esta materia tóxica compactada abandona tu cuerpo a través de un tubo de evacuación separado que vuelve hacia el dispositivo. En una sesión normal, que dura entre treinta y cincuenta minutos dependiendo de cómo te sientas, el agua tibia fluye suavemente hacia el interior y el exterior del colon varias veces. El procedimiento es indoloro, y a medida que las toxinas son expulsadas del organismo, se puede experimentar una sensación de calor.

La hidroterapia de colon es extremadamente efectiva para retirar las toxinas, especialmente cuando está acompañada por un limpiador con oxígeno. Para que los resultados sean óptimos, muchos profesionales que realizan este tratamiento utilizan también limpiadores de oxígeno en las sesiones normales de hidroterapia para limpiar todo el tracto intestinal.

Advertencia: Algunos métodos de limpieza de colon también pueden arrastrar bacterias beneficiosas mientras eliminan los desechos tóxicos del tracto intestinal. Por lo tanto, es importante tomar un suplemento probiótico durante cualquier proceso de limpieza con el fin de asegurarse de que el colon mantiene una población saludable de bacterias beneficiosas. Pregunta a tu médico cuál es el probiótico que más te conviene. Yo suelo utilizar y recomendar *Bacillus laterosporus* o *Bacillus sporogenes* porque me parecen los más idóneos.

HISTORIA DE ÉXITO N.° 1

De niña solamente iba al retrete una vez por semana. Como consecuencia, he luchado contra el estreñimiento desde la infancia. Al principio consulté con varios médicos, pero todo fue en vano. A los veinte años todavía no era capaz de ir al cuarto de baño si cada noche no tomaba los ocho comprimidos que me habían recetado. A los treinta y dos años mi quiropráctico me dio a conocer otras alternativas saludables, y le estaré eternamente agradecida. Ahora tengo cuarenta y cinco años y he recorrido un largo camino desde entonces. Por mi propia experiencia puedo decir que combinar un limpiador a base de oxígeno con tratamientos del colon arroja excelentes resultados. Mi objetivo, y el de los profesionales de la salud que me aconsejan, es llegar a hacerme solamente un tratamiento del colon dos veces al año. En este momento todavía necesito un tratamiento al mes, y estoy muy cerca de poder realizarlo cada dos meses. Valoro estos tratamientos porque me han permitido evacuar mis intestinos más de una vez al día, y teniendo en cuenta de dónde partí lo considero un verdadero milagro de Dios. En los últimos dos meses he ido al cuarto de baño dos veces o más al día. ¡Que Dios te bendiga y gracias por tus consejos!

Juli B., Broken Arrow (Oklahoma)

HISTORIA DE ÉXITO N.º 2

Me sentí motivada a conocer el campo de la hidroterapia de colon hace treinta años. Estaba tan enferma por un crecimiento excesivo de levadura y una gran proliferación de cándida en mis intestinos que ni siquiera podía conducir un coche. Tenía dolores de cabeza crónicos y no había ningún analgésico que pudiera ayudarme. Tuve la enorme suerte de que me recomendaran a un quiropráctico maravilloso que hacía tratamientos de hidroterapia de colon en su consulta. Comencé con una serie de doce sesiones durante un periodo de seis semanas. Después de la primera sesión noté una gran mejoría en mi visión. Dos semanas más tarde mis dolores de cabeza desaparecieron para no volver. ¡No es necesario decir que he vuelto a renacer y ahora gozo de buena salud!

Algunos años más tarde dejé mi trabajo en el sector inmobiliario y en 1992 comencé a practicar la hidroterapia de colon. Ahora doy clases en la International School for Colon Hydrotherapy, Inc ('escuela internacional de hidroterapia de colon'). Nuestros graduados proceden de once países diferentes y estamos orgullosos de cada uno de ellos porque comparten nuestra visión de ayudar a las personas a acabar con su sufrimiento y encontrar la forma de tener mejor salud. El Oxy-Powder del doctor Group es una parte integral de nuestro éxito. Lo recomendamos a todos nuestros pacientes y alumnos, ¡y hemos podido comprobar sus sorprendentes resultados!

Cathy Shea, presidenta de la organización
International School for Colon Hydrotherapy, Inc.

A estas alturas probablemente ya habrás comprendido que estoy principalmente a favor de la hidroterapia de colon y de los tratamientos con limpiadores a base de oxígeno. Sin embargo, también suelo recomendar arcilla de bentonita o enemas de forma ocasional.

Existen muchos otros métodos y hierbas que pueden emplearse para la limpieza del colon. Al principio de este capítulo ya he explicado los métodos más comunes. Te recomiendo que dediques un tiempo a estudiar detenidamente la información que te ofrezco en la segunda parte de este libro, antes de poner en práctica tus conocimientos. Luego puedes aplicar todo lo que has aprendido sobre la limpieza del colon y la exposición a las toxinas para alcanzar tu objetivo de mejorar tu salud.

¿HAY ALGO MÁS QUE SE PUEDA HACER PARA MANTENER EL BUEN ESTADO DE SALUD DEL COLON?

Lo que voy a decir a continuación quizás te sorprenda. La posición de tu cuerpo cuando vas al retrete puede afectar al estado y la salud de tus intestinos. Sentarse de la forma acostumbrada es completamente antinatural, puesto que en esa posición el canal anal está comprimido y las evacuaciones son incompletas. Piensa en ello, cualquier niño pequeño se pondrá instintivamente en cuclillas para defecar. Esta es, con diferencia, la postura más saludable que debes adoptar si quieres evitar el estreñimiento y conseguir que tus intestinos funcionen de la manera más saludable.

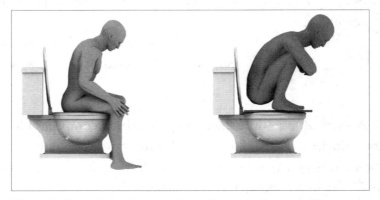

Figura 9. Posición incómoda – Posición relajada en cuclillas

UTILIZA UNA PLATAFORMA PARA PONERTE EN CUCLILLAS

Te recomiendo utilizar una plataforma que te permita estar en cuclillas cuando vas al cuarto de baño, pues así tendrás evacuaciones relajadas y completas. Quizás necesites un tiempo para acostumbrarte a esta nueva posición, pero cuando lo consigas te sentirás satisfecho de haber dedicado parte de tu tiempo a encontrar una postura natural para la evacuación intestinal. La figura 10 muestra una de estas plataformas. Hay muchas variedades disponibles, y debes encontrar la que te resulte más cómoda y se adapte mejor al diseño de la taza del inodoro de tu cuarto de baño.

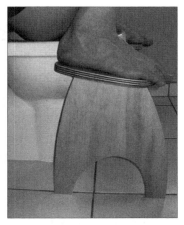

Figura 10: Banco Lillipad para adoptar la posición en cuclillas

En la sección «Recursos» encontrarás más información sobre este tipo de bancos o tarimas para adoptar la postura en cuclillas.

Los métodos de limpieza que he compartido contigo hasta este momento no son la única forma de purgar las toxinas nocivas presentes en tu organismo y estimular una evacuación intestinal normal.

El cuerpo de las mujeres tiene cinco vías naturales de eliminación; el de los hombres solo tiene cuatro. A través de ellas se expulsan los venenos que se alojan en nuestro organismo:

- Defecación (movimientos intestinales).
- Micción (eliminación de agua).
- Diaforesis (sudoración).
- Respiración.
- Menstruación (sangrado mensual de las mujeres).

Las cinco vías pueden purgar eficazmente las toxinas, siempre que el organismo se encuentre en buen estado.

Abrir todas estas vías de eliminación puede ayudar a eliminar las cargas tóxicas presentes en el colon. Por lo tanto, es fundamental que estas vías estén en buenas condiciones, y esto significa que debes utilizarlas de forma sistemática y eficaz.

PRACTICAR EJERCICIO PARA REDUCIR LA ACUMULACIÓN DE SUSTANCIAS TÓXICAS

El ejercicio físico es el modo más eficaz y rápido de abrir las vías de eliminación. Puede ayudar a reducir la acumulación de sustancias tóxicas en el colon, potenciar la energía, tonificar los músculos del colon y neutralizar las toxinas de manera más eficaz; y además te hará sentir imparable en poco tiempo. El ejercicio adecuado y regular es fundamental para mantener la salud general y puede reducir sustancialmente las posibilidades de desarrollar enfermedades graves, como puede ser el cáncer colorrectal.

Recuerda que el ejercicio no debe implicar un sobresfuerzo para tu cuerpo. También es importante que sea divertido. Es mucho más probable que te apetezca seguir practicando una actividad física si la disfrutas. Por otra parte puedes variar de actividad cuando te apetezca para no aburrirte haciendo un mismo tipo de ejercicio tres o cuatro veces a la semana.

Estas son algunas formas excelentes de hacer ejercicio:

- Rebotar (en una cama elástica); es mi favorito.
- Dar largos paseos en bicicleta.
- Hacer senderismo.
- Nadar.
- Practicar artes marciales.
- Saltar a la cuerda (de forma suave).
- Remar.
- Practicar pilates.
- Practicar yoga.

Si te resulta imposible dedicar tiempo a practicar ejercicio de forma regular, intenta introducirlo en las actividades que realizas cotidianamente. Por ejemplo, aparca en un espacio que esté alejado de la tienda a la que vas a comprar o del edificio de tu empresa, sube las escaleras en lugar de utilizar el ascensor, o ve al trabajo en bicicleta (si es posible). Lo importante es que adoptes un estilo de vida *activo*.

Rebotar en una cama elástica

Rebotar es un ejercicio fácil y divertido, excelente para abrir todas las vías de eliminación sistemática y eficazmente. Se trata simplemente de saltar en una cama elástica de una forma controlada y divertida. Los saltos tienen bajo impacto, de modo que no te harás ningún daño en las articulaciones. Es un tipo de movimiento aeróbico, lo que significa que suministra oxígeno al organismo (y ya te he hablado de la importancia del oxígeno en nuestro cuerpo); está aprobado por la NASA y sus astronautas han declarado que lo consideran muy eficaz. Si crees que el ejercicio físico es aburrido, tedioso o incómodo, simplemente debes probarlo. Antes de que te des cuenta habrás pasado los veinte a treinta minutos más placenteros y beneficiosos que puedas imaginar.

Los siguientes son los beneficios para la salud que puede ofrecerte rebotar en una cama elástica:

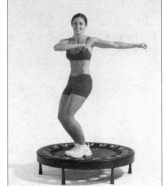

- Abre y sirve de apoyo a todas las vías de eliminación.
- Mejora la circulación de oxígeno en los órganos, incluido el colon.
- Mejora el funcionamiento del corazón y de los pulmones.
- Fortalece el sistema inmunitario.

Figura 11: Rebotar

- Fortalece y drena el sistema linfático.
- Potencia los niveles de energía.
- Baja el colesterol.
- Colabora en la digestión y masajea los intestinos.
- Mejora el metabolismo.
- Puede demorar el proceso de envejecimiento.
- Reduce el estrés y la ansiedad.

Además de esta actividad, la tabla siguiente te ayudará a identificar formas de maximizar la cantidad de toxinas eliminadas.

Simplificando, la limpieza intestinal regular elimina los residuos tóxicos y los materiales compactados a lo largo de los años. No solamente puede ayudarnos a reducir los síntomas y la gravedad de una amplia gama de problemas de salud, también puede prevenirlos. Y no estoy hablando exclusivamente de enfermedades del aparato digestivo, sino de todo tipo de enfermedades en el resto del organismo.

VÍA DE ELIMINACIÓN	IDEAS PARA DESPEJAR LAS VÍAS DE ELIMINACIÓN
Respiración (respiración rápida a través del ejercicio físico) (respiración profunda)	• Realizar actividades aeróbicas durante treinta minutos cada día • Realizar ejercicios de respiración profunda diariamente
Diaforesis (sudoración)	• Participar en una actividad aeróbica o anaeróbica durante treinta minutos cada día • Beber abundante cantidad de agua purificada • Acudir a una sauna de infrarrojos lejana* o de vapor

---

* N. de la T.: Esta forma moderna de sauna utiliza la luz infrarroja lejana para calentar directamente el cuerpo, a diferencia del sistema tradicional, que consiste en calentar el aire alrededor del cuerpo.

VÍA DE ELIMINACIÓN	IDEAS PARA DESPEJAR LAS VÍAS DE ELIMINACIÓN
Defecación (movimientos intestinales)	• Evacuar los intestinos entre dos y cuatro veces al día • Beber abundante cantidad de agua pura • Tomar solo frutas frescas biológicas para desayunar cada mañana • Combinar la hidroterapia de colon con los limpiadores a base de oxígeno • Utilizar un banco para evacuar los intestinos en cuclillas y fomentar así una eliminación adecuada de los residuos • No demorar la defecación
Micción (eliminación de agua)	• Beber abundante cantidad de agua • No demorar la micción • Si te levantas por la noche para orinar, esto significa que esta vía de eliminación está parcialmente bloqueada y necesitas una limpieza de hígado, vesícula o tracto intestinal para eliminar los metales pesados o posibles parásitos
Menstruación (sangrado mensual de las mujeres)	• Beber abundante cantidad de agua • Evitar las píldoras anticonceptivas porque bloquean automáticamente la eliminación de toxinas a través del sangrado menstrual • Masajear la zona pélvica inferior durante la menstruación

¿Te entusiasma la idea de limpiar tu colon y despejar todas esas vías de eliminación? ¡Debería ser así! Ha llegado el momento de volver a recuperar la salud de tu colon y mejorar tu vida, ¿no crees? Pero todavía puedes hacer algo más que una simple limpieza ocasional para mejorar la salud de tu colon. Tienes que estar atento a él y cuidarlo cada día de tu vida. En el siguiente capítulo hablaré de los mejores tipos de alimentos y del equilibrio entre cada uno de los tipos, y te enseñaré un programa nutricional óptimo para mantener la salud de tu colon.

Capítulo 5

LA DIETA PARA EL COLON

Por fin estás en camino de conseguir un óptimo estado de salud para tu colon. Espero que te decidas a combinar los beneficios de la hidroterapia de colon *y* de la limpieza de colon con oxígeno para hacer un tratamiento de desintoxicación. Te recomiendo muy especialmente esta combinación. Sin embargo, como sucede con muchas cosas en la vida, no existe una *solución rápida*. El mero hecho de limpiar tu colon de vez en cuando para eliminar las toxinas acumuladas no te ofrecerá el nivel de salud y energía que aspiras a tener.

También es necesario tener una dieta equilibrada, dormir lo suficiente, practicar ejercicio de forma regular, reducir el umbral tóxico diario y mantener un estado mental positivo. Al principio todo esto puede resultar un poco agobiante, pero ten en cuenta que estoy aquí para ayudarte en cada paso del camino. En las próximas semanas o meses, después de la primera limpieza, podrás consultar el índice del libro, el glosario de términos, los pasos específicos para el programa de limpieza de colon con oxígeno que se incluyen en el capítulo cuatro, las sugerencias para la dieta presentadas en este capítulo, la sección «Recursos» y también las notas que puedes apuntar en cualquiera de las secciones que te parezca particularmente significativa para tu situación.

> El médico del futuro no recetará ninguna medicina, se ocupará de despertar en sus pacientes el interés por la salud humana, la dieta, las causas de las enfermedades y su prevención.
>
> *Thomas A. Edison*

Pero antes de poder realizar cambios para mejorar tu salud tienes que aprender algunas cosas sobre tu cuerpo y sus procesos. De manera que vamos a echar un vistazo a los biorritmos (o ciclos biológicos) que regulan nuestro organismo.

CONOCER LOS BIORRITMOS CORPORALES HUMANOS

Todas las criaturas de este planeta, incluidos nosotros los humanos, estamos naturalmente sintonizadas con tres ciclos corporales cada día de nuestra vida. Estos ciclos tienen horas precisas, establecidas por las leyes universales de la naturaleza.

CICLO CORPORAL N.º 1: ELIMINACIÓN

El ciclo de eliminación del organismo comienza alrededor de las **cuatro de la madrugada** y termina aproximadamente a las **doce del mediodía**. En este periodo de tiempo el cuerpo intenta purgar de forma natural todos los materiales de desecho que son tóxicos, así como las sales, proteínas y ácidos innecesarios. Durante este ciclo es ideal consumir cantidades adecuadas de fruta fresca de temporada (preferiblemente biológica o cultivada localmente). Esto no solo aporta al organismo materia viva para expulsar y depurar las sustancias no deseadas, sino que también garantiza que el colon permanezca bien hidratado y nutrido. La fruta fresca ofrece un entorno ideal para el ciclo de eliminación orgánica, ya que aporta agua, oxígeno, enzimas, fibra viva y nutrientes vitales.

CICLO CORPORAL N.º 2: ENERGÍA

El ciclo energético comienza aproximadamente a las **doce del mediodía** y acaba alrededor de las **cuatro de la madrugada**. Durante este periodo se procesan y almacenan los alimentos y los nutrientes que te aportan la energía que necesitas en el transcurso del día. La mejor forma de ayudar a tu cuerpo durante el ciclo energético es tomar una cantidad abundante de hortalizas crudas frescas (por ejemplo, una ensalada) combinada con un alimento que contenga almidón; de este modo tu organismo puede mantener su equilibrio bioquímico natural.

CICLO CORPORAL N.º 3: REGENERACIÓN

El ciclo de regeneración dura aproximadamente desde las **ocho de la tarde** hasta las **cuatro de la madrugada**. En este periodo el cuerpo tiene la oportunidad de tomarse el tiempo que necesita para curarse y recuperar energía. Es preciso descansar profundamente, pues entre esas horas el cuerpo asimila y utiliza todos los alimentos que ha almacenado durante el día, y después procesa sus nutrientes para regenerarse, célula a célula. Si el ciclo de sueño se interrumpe debido a patrones laborales irregulares, por tener que alimentar a un bebé, por atravesar muchas franjas horarias o por otros factores, el cuerpo pierde su capacidad para regenerar las células, y esto puede conducir a una *degeneración* de estas en lugar de a su regeneración.

¿CUÁL ES LA MEJOR DIETA PARA LA SALUD DEL COLON?

Las siguientes sugerencias generales apuntan a que el cuerpo se ajuste a los biorritmos naturales. Comprender y acatar los principios que menciono a continuación es esencial no solamente para mejorar y conservar la salud, sino también para potenciar la vitalidad. Aunque esta dieta pueda parecerte dura (al menos al principio), no estaría haciendo nada en favor de tu colon y tu cuerpo si no te dijera con franqueza lo que ambos necesitan para funcionar correctamente.

Para fomentar una salud óptima, todos los alimentos recomendados deberían *tener certificación biológica o ser cultivados localmente*. Esto contribuye a garantizar que su pureza y su valor nutricional no han sido afectados por toxinas, como las derivadas de los pesticidas, antibióticos, hormonas y otras sustancias químicas.

Las frutas, hortalizas, semillas, frutos secos y cereales germinados orgánicos y *crudos* ofrecen la mejor nutrición para el organismo. Al no estar procesados ni tratados, sino simplemente recogidos y lavados, aportan las enzimas naturales necesarias para una digestión sana. En general, los estadounidenses no fuimos alimentados en nuestra infancia con hortalizas ni alimentos crudos biológicos, razón por la cual quizás te resulte difícil abandonar, para llevar una dieta más sana, los alimentos guisados, fritos y procesados que sueles consumir. Tómate tu tiempo y comienza por tomar fruta fresca para desayunar cada mañana. Una vez que lo hayas hecho durante una semana, empieza a eliminar un alimento tóxico y una bebida tóxica cada semana, hasta que hayas alcanzado el objetivo de reducir tu «umbral tóxico» diario. Este proceso podría durar varios meses, dependiendo de lo riguroso que seas contigo mismo a la hora de mantener esta dieta. En el capítulo seis explico con todo detalle cómo eliminar las toxinas de los alimentos y las bebidas que consumes para reducir tu umbral tóxico.

La costumbre de *beber agua u otras bebidas* durante las comidas diluye los jugos digestivos y ralentiza el proceso de la digestión. Por lo tanto, trata de beber agua solamente entre las comidas y no utilices los líquidos para tragar los alimentos mientras comes precipitadamente. Si no puedes evitarlo, limita tu ingesta de agua durante una comida a menos de 250 ml. También te aconsejo que durante las comidas bebas exclusivamente agua.

Deberías *hacer cinco comidas diarias* para regular tu metabolismo. Esto puede parecerte un poco estricto, pero realmente solo se necesitan uno o dos minutos para pelar y comer un plátano o un puñado de semillas o frutos secos.

Come lentamente y mastica los alimentos hasta que estén líquidos antes de tragarlos. De este modo tu estómago le enviará un mensaje a tu cerebro cuando se haya saciado, evitando que ingieras calorías innecesarias. Se produce casi un litro de saliva al día, lo que significa ocho vasos de 250 ml. Masticar los alimentos ayuda al cuerpo a absorber mejor y más rápidamente los nutrientes vitales gracias a las enzimas presentes en la saliva. Una vez que los alimentos se deshacen en la boca, la lengua reconoce el sabor de cada tipo de alimento. Los sensores de la lengua envían entonces un mensaje al cerebro, que a su vez manda otro mensaje al sistema digestivo para que secrete los jugos digestivos idóneos para ese alimento en particular. (Volviendo a la metáfora de los coches que incluí en el capítulo uno, esto se parece a la línea de montaje de automóviles que utilizan prácticas específicamente diseñadas para montar y desplazar cada pieza en el momento preciso, justamente antes de que deba ser utilizada). Masticar concienzudamente los alimentos antes de tragarlos facilita el proceso digestivo, y es también uno de los secretos mejor guardados para perder peso.

¿HAY ALGUNA COMBINACIÓN DE ALIMENTOS BIOLÓGICOS QUE CONSTITUYA UNA COMIDA SANA?

Consumir alimentos biológicos es un paso en la dirección correcta; no obstante, tu cuerpo depende de que combines de forma adecuada los alimentos que ingieres. Es importante saber cómo reaccionan los alimentos entre sí una vez que están en el interior del cuerpo. El mundo real de nuestros hábitos alimentarios se compone de una miríada de combinaciones de alimentos, además de muchas teorías que compiten por determinar cuál es la combinación más saludable que deberíamos consumir diariamente. Si una sola persona tuviera todas las respuestas, no sería necesario que hubiera escrito este libro. De modo que te contaré qué es lo que yo he utilizado (tanto en mi consulta como en mi vida personal) basándome en la bioquímica del cuerpo y qué es lo que ha resultado eficaz. Debido a limitaciones de espacio, me ocuparé únicamente de las combinaciones de alimentos más perjudiciales para la salud, y luego indicaré cinco comidas equilibradas que estoy convencido de que te encantarán.

HORTALIZAS Y CEREALES CON ALMIDÓN

• Alubias	• Calabaza de	• Pan	• Tortas de
• Arroz blanco	invierno	• Panecillos	trigo o de
• Bollos	• Lentejas	• Pasta	maíz
• Boniatos	• Maíz	• Patatas	

HORTALIZAS SIN ALMIDÓN

• Alcachofas	• Calabaza de	• Coles de	• Lechuga
• Apio	verano	Bruselas	• Nabos
• Berenjenas	• Castaña de	• Coliflor	• Ocra*
• Brócoli	agua	• Espinacas	• Pimientos
• Brotes de	• Cebollas	• Guisantes	• Puerros
alfalfa	• Col	• Hongos y	• Rábanos
• Brotes de	• Col fermen-	setas	• Rutabaga**
bambú	tada	• Judías	• Tomates
• Calabacines		verdes	• Zanahorias

* N. de la T.: Planta fanerógama tropical de fruto comestible, originaria de África y perteneciente a la familia de las malváceas, conocida también como quimbombó, quingombó, gombo, molondrón, okra o bamia.

** N. de la T.: También llamada nabicol, colinabo o naba, es una raíz comestible originada por un cruce de col y nabo. Se cultiva en el norte de Europa y Norteamérica.

COMBINAR PROTEÍNAS CON ALMIDONES EN UNA COMIDA PRODUCE TOXINAS EN EL COLON

Ejemplo de comidas normales que contienen proteínas y almidones

Desayuno: huevos, beicon, leche, salchichas o queso *combinados con* pan, patatas, tortillas, etc.

Almuerzo/cena: carne roja, embutidos o pollo *combinados con* patatas asadas, patatas fritas, pasta, pan y alimentos similares.

Cuando se metabolizan las proteínas y los almidones, los productos finales normalmente son ácidos. El cuerpo debería ser ligeramente alcalino, y no ácido. Los jugos gástricos contienen tres enzimas que actúan sobre las proteínas, las grasas y los lácteos. Son la pepsina, la renina y la lipasa, respectivamente. La digestión de las proteínas requiere un medio ácido que se inicia por la secreción de pepsina en el estómago. La pepsina divide la molécula de proteína y forma ácido clorhídrico. Durante la digestión de las proteínas, a medida que el estómago se torna más ácido *concluye la digestión de los almidones*. Podríamos decir que esas condiciones, que son óptimas para la digestión de proteínas, excluyen la digestión de los almidones. Peor aún, la introducción del almidón prácticamente neutraliza la secreción de ácidos y desactiva ambas enzimas, creando un entorno idóneo para *la putrefacción y fermentación*. La mejor combinación para las proteínas *son las hortalizas que no contienen almidón* (ver la lista de alimentos de la página 132).

COMBINAR ALIMENTOS ÁCIDOS CON ALMIDONES EN UNA COMIDA PRODUCE TOXINAS EN EL COLON

Ejemplo: pan, pasta, arroz y alimentos similares *combinados con* cualquier fruta ácida o zumo de frutas ácidas.

La digestión de los almidones comienza en la boca con una enzima denominada ptialina. La saliva, rica en ptialina, es secretada por las glándulas salivales y deshace el almidón en maltosa, que a su vez se convierte en dextrosa en los intestinos. La ptialina no se activa en un ambiente suavemente ácido ni en uno fuertemente alcalino. El ácido presente en el vinagre común, el pomelo, los limones u otras frutas ácidas da lugar a una mala digestión de la comida. Lo más probable es que esos alimentos fermenten y, en consecuencia, produzcan subproductos tóxicos además de reducir su valor nutricional.

COMBINAR ÁCIDOS Y PROTEÍNAS EN UNA COMIDA PRODUCE TOXINAS EN EL COLON

Ejemplo: carne *combinada con* fruta ácida o zumo de frutas ácidas

La pepsina (la enzima que digiere las proteínas) actúa favorablemente en un medio ácido. Por lo tanto, quizás pienses que el hecho de añadir más ácidos, como por ejemplo los cítricos, puede mejorar el proceso digestivo. Pero ¡no es así! Añadir cítricos u otras fuentes ácidas detiene la secreción de los jugos gástricos que son específicamente necesarios para la digestión de las proteínas. Lo que sucede en este caso es que no se produce pepsina en presencia de un ácido o que el entorno ácido destruye la pepsina. Cuando se consume una ensalada que contiene un alimento ácido (por ejemplo, vinagre o limón) junto con alimentos proteicos, la producción de ácido clorhídrico se detiene porque la pepsina interfiere en la digestión de las proteínas. Sin embargo, debo destacar una excepción a esta regla: los ácidos pueden combinarse con frutos secos y semillas porque el alto contenido en grasas de estos alimentos posponen la secreción gástrica hasta que los ácidos sean asimilados por el organismo. En consecuencia, utiliza frutos secos o semillas (que no estén tostadas ni saladas) en las ensaladas para neutralizar los ácidos que normalmente contienen los aliños.

COMBINAR CARNES CON QUESO O LECHE EN UNA COMIDA PRODUCE TOXINAS EN EL COLON

Si se ingieren dos tipos diferentes de alimentos altamente proteicos (proteínas animales) al mismo tiempo, la cantidad de secreciones digestivas para uno de ellos puede detener la acción de las que son necesarias para el otro. El organismo modifica el proceso digestivo según los requisitos de cada alimento. Vamos a suponer que tomamos leche junto con la carne: se iniciaría una reacción altamente ácida, que alteraría la proporción de pepsina y lipasa que actúa sobre la carne. Ambas proteínas serían digeridas de una manera incompleta y, en consecuencia, se desarrollarían toxinas en el colon.

FRUTAS Y HORTALIZAS ALTAMENTE ALCALINAS (LA MEJOR OPCIÓN)

• Aguacates	• Ciruelas	• Frambuesas
• Almendras	• Ciruelas pasas	• Granadas
• Apio	• Col rizada (*kale*)	• Grosellas
• Arándanos	• Dátiles	• Higos
• Brotes de soja	• Endivias	• Uvas pasas
• Cebollinos	• Espinacas	• Zanahorias

OTRAS FRUTAS Y HORTALIZAS ALCALINAS

• Achicoria	• Calabaza	• Limón
• Albaricoques	• Cebollas	• Mandarinas
• Alcachofas	• Cerezas (dulces	• Mangos
• Alfalfa	y agrias)	• Manzanas
• Algas *kelp*	• Chirivías	• Melón rocío
• Alubias	• Coco	de miel (melón
• Apio	• Col	chino)
• Bayas (la mayoría)	• Col china (*Bok choy*)	• Nabos
• Berenjenas	• Hojas de remolacha	• Naranjas
• Brócoli		• Nectarinas
• Brotes de bambú	• Lechuga romana	• Ocra
		• Papayas
		• Pepinos

- Peras
- Piña
- Pomelo
- Puerros

- Rábanos
- Remolachas
- Sandía
- Tomates

- Vinagre de manzana biológico

¿QUÉ ALIMENTOS ALCALINOS SIRVEN PARA NEUTRALIZAR LOS ALIMENTOS QUE FORMAN ÁCIDOS?

Nuestra dieta debería contener un 80 % de alimentos alcalinos. Estos alimentos colaboran en la digestión, neutralizan los ácidos y ayudan a restaurar el estado alcalino natural del organismo. Los alimentos enumerados previamente siempre deberían tomarse frescos, crudos o cocidos ligeramente al vapor, y es recomendable que sean biológicos o se cultiven cerca de nuestra localidad. Algunos frutos que se clasifican como frutos ácidos llevan los líquidos orgánicos a un estado alcalino cuando se descomponen en el interior del cuerpo.

DIETA GENERAL RECOMENDADA

Ahora ya conoces los fundamentos de las combinaciones de alimentos y sabes cuáles son las mejores. A continuación encontrarás una dieta que puedes empezar hoy mismo. No es una dieta sosa y aburrida. Los alimentos que he incluido en ella (si se preparan de forma correcta) están tan llenos de energía y sabor que ya no te apetecerá volver a consumir los alimentos procesados y ricos en grasa a los que eras tan aficionado. Hacer *cinco comidas equilibradas* en los momentos recomendados del día puede ayudarte a restablecer la salud de tu colon y, como consecuencia, restaurar y mejorar tu bienestar general.

Nota del médico: Te recomiendo que te sometas a un chequeo general y también a una prueba de alergia alimentaria. La dieta para el colon es un régimen general basado en los biorritmos corporales, y también en mi propia experiencia clínica. Todo el mundo debe tener una dieta personalizada, creada para responder a sus necesidades alimentarias específicas.

PRIMERA COMIDA DEL DÍA: DESAYUNO

Desayuna entre las cuatro de la madrugada y las nueve de la mañana. Toma fruta fresca biológica o bebe un zumo de frutas exprimido en el momento. *Toma o bebe exclusivamente fruta.* Intenta tomar diferentes tipos de fruta durante la semana (pero un solo tipo en cada desayuno). *Ejemplo:* no elijas plátanos (o bananas) todas las mañanas. Toma melón de vez en cuando, porque es una de las frutas más fáciles de digerir. De hecho, el melón pasa directamente a los intestinos una vez consumido. Si es retenido en el estómago por otros alimentos, se descompone rápidamente y fermenta. Tomar melón es una excelente manera de empezar el día. Puedes optar por diferentes variedades de frutas a lo largo de la mañana, *pero nunca mezcles frutas dulces con frutas ácidas.* Sin embargo, puedes combinar frutas dulces con frutas subácidas, o tomar frutas ácidas junto con frutas subácidas (ver más adelante). Toma la cantidad que necesites hasta sentirte satisfecho. Y recuerda que esta es la forma de colaborar con el «ciclo de eliminación» del cuerpo.

Frutas ácidas: estas frutas son las que tienen el mayor poder de desintoxicación: limones, naranjas, piña, fresas, quinotos (también llamados *kumquats*), pomelos, tomates, mandarinas, limas, uvas agrias y manzanas agrias.
Frutas subácidas: albaricoques, manzanas, peras, nectarinas, ciruelas dulces, cerezas, mangos, frambuesas, kiwis, zarzamoras y arándanos azules.

Frutas dulces: plátanos o bananas, papaya, dátiles, uvas pasas, uvas dulces, melón, coco, mangos, melocotones, peras, sandía, dátiles, higos, granadas y melón rocío de miel.

SEGUNDA COMIDA DEL DÍA: A MEDIA MAÑANA

Puedes escoger uno de los siguientes alimentos para tomar un buen *brunch*: elige entre A, B, C o D. (Por ejemplo, puedes tomar A los lunes, B los martes, C los miércoles, y así sucesivamente). Recuerda que debes masticar muy bien los alimentos antes de tragarlos.

A - Frutos secos o semillas: ¡mis favoritos! Se dice que un puñado de semillas aporta al cuerpo entre doce y catorce horas de energía. Muchas personas han comunicado que después de ingerir semillas a media mañana durante tres meses, notaron que su energía había aumentado entre un 300 y un 400 %. Debes consumir las semillas o frutos secos crudos, puesto que los que se han tostado están desvitalizados. Si quieres un sabor más intenso, puedes mezclarlos con aceite de semillas de cáñamo, jugo de ajo, vinagre balsámico o vinagre de manzana biológico.

Elige algunos de estos deliciosos frutos secos y semillas: almendras, anacardos, semillas de calabaza, nueces de Brasil, pistachos, semillas de girasol, semillas de lino, granos de trigo, semillas de uva, avellanas, piñones, semillas de sésamo, nueces de macadamia y nueces. Los piñones de cedro siberiano son los piñones más nutritivos y los que tienen las propiedades energéticas más potentes y el mayor valor medicinal. Puedes adquirirlos en www.energylife.ca. También te recomiendo que leas *Anastasia*, de Vladimir Megre; te abrirá los ojos y conmoverá tu alma.

B - Suplemento alimenticio biológico Super Green: echa una mezcla verde en polvo de alta calidad, hierba de trigo o un suplemento de *chlorella*,* en unos 600 ml de agua purificada y añade una cucharada de vinagre de manzana biológico. Es muy rápido y fácil preparar esta bebida, que aporta a tu cuerpo el valor nutricional de cinco ensaladas completas.

C - Bayas de goji biológicas: si no estás familiarizado con los increíbles beneficios para la salud de las bayas de goji tibetanas, hazte un favor y pruébalas. Un solo bocado contiene más valor nutricional que ningún otro alimento.

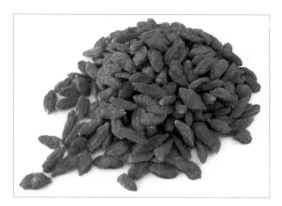

Figura 12. Bayas de goji biológicas

D - Aguacate biológico: corta el aguacate por la mitad y espolvorea por encima pimienta blanca o negra molida en el momento; finalmente exprime un poco de zumo de lima fresca antes de consumirlo. La pimienta acelera el metabolismo. El aguacate contiene la enzima lipasa (una enzima digestiva) y es el único fruto con grasa beneficiosa natural. Las nuevas investigaciones del Centro para la Investigación de Políticas de Salud de la UCLA indican que de los

---

* N. de la T.: La *chlorella* es una microalga conocida por su alto valor nutritivo y desintoxicante.

veinte frutos que se consumen con mayor frecuencia, los aguacates biológicos son la mayor fuente de luteína (un pigmento que ayuda a prevenir las enfermedades de los ojos). Además, los investigadores han descubierto que los aguacates contienen casi el doble de vitamina E de lo que anteriormente se creía, y esto los convierte en la mejor fuente de este poderoso antioxidante. También contienen cuatro veces más beta-sitosterol que ninguna otra fruta, una sustancia que ayuda a reducir los niveles de colesterol en sangre. Algunos estudios han hallado que el contenido en beta-sitosterol del aguacate, combinado con su contenido en grasas monoinsaturadas, ayuda a mantener los niveles de colesterol bajos.

TERCERA COMIDA DEL DÍA: ALMUERZO
Hortalizas + almidón

Te aconsejo comer entre las once y media de la mañana y la una y media del mediodía. Elige entre dos y tres hortalizas alcalinas (renuncia a las ácidas) y combínalas con una ensalada de espinacas frescas, lechuga de diversos tipos y otros vegetales verdes (como la rúcula, las hojas de remolacha o la col rizada).

Prepara un alimento que contenga almidón para acompañar tu ensalada: patatas (rojas, cocidas o al horno), cebada cocida, alubias, calabaza, pan Ezequiel,* pan hecho con cereales germinados, pan de siete cereales, pasta integral, lentejas, mijo, avena, boniatos, arroz (integral o salvaje), centeno, guisantes, remolachas, coliflor y col fermentada. Si el producto se puede tomar crudo, mucho mejor; de lo contrario, es aconsejable prepararlo al vapor, hervido o al horno.

---

* N. de la T.: El pan Ezequiel o pan esenio es un pan elaborado con diferentes tipos de cereales y leguminosas que se cultivan orgánicamente y a los que se deja brotar antes de ser procesados, mezclados y cocidos para obtener el producto final.

LA DIETA PARA EL COLON

Un excelente complemento para las ensaladas son los aderezos biológicos, o una mezcla hecha con aceite y vinagre de manzana biológico. Elige solamente las lechugas con hojas de color rojo o verde oscuro. Por lo general, las lechugas *Iceberg* son híbridas y prácticamente no tienen ningún valor nutricional. Las espinacas (y los brotes de espinacas, o espinacas *baby*) son una excelente fuente de nutrientes, además de tener un sabor exquisito cuando se toman en ensalada. Agrega también algunas semillas o frutos secos crudos.

CUARTA COMIDA DEL DÍA: MERIENDA

Aquí las opciones son las mismas que las que indiqué para media mañana. Elige entre A, B, C o D (ver la segunda comida del día; por ejemplo, puedes tomar A los lunes, B los martes, C los miércoles, y así sucesivamente). Recuerda que debes masticar muy bien los alimentos antes de tragarlos para que el proceso digestivo se inicie de la forma adecuada.

QUINTA COMIDA DEL DÍA: CENA
Hortalizas + proteínas + grasas

Lo más recomendable es cenar entre las seis y las ocho de la tarde. Tal como has hecho en la comida del mediodía, toma una abundante ensalada de hortalizas frescas (deben ser exclusivamente alcalinas) antes de tomar el resto de los alimentos. Añade a la ensalada dos cucharadas de aceite de semillas de lino, de oliva, de cáñamo o de semillas de uva de primera presión en frío. Este aliño aportará más sabor a la ensalada, y también todos los ácidos grasos esenciales que tu organismo necesita.

Aunque necesitas tomar un alimento proteico durante la cena, te aconsejo evitar la carne. Si te resulta *absolutamente necesario* tomar carne de vez en cuando, limítate a una ración por semana y *asegúrate* de que es orgánica. La carne debe proceder de animales criados sin antibióticos ni hormonas perniciosas.

ALGUNAS FUENTES DE PROTEÍNAS SANAS
(DEBES ASEGURARTE DE QUE ESTOS
PRODUCTOS SON BIOLÓGICOS)

- Pescado de agua fría (bacalao, lenguado, abadejo, fletán)
- Requesón o queso tipo *cottage**
- Otros quesos biológicos
- Huevos biológicos
- Soja fermentada
- Cordero
- Legumbres**
- Conejo
- Carne de vaca alimentada con pasto
- Ternera
- Caza silvestre

Si quieres que tu comida esté más sabrosa, puedes añadir sal del Himalaya o sal céltica, que son un buen sustituto para la sal de mesa normal. El condimento líquido Braggs Aminos*** resalta prácticamente cualquier plato.

No comas en exceso durante la cena. Deja que tu apetito te guíe y recuerda masticar los alimentos cuidadosamente. No deberías comer de forma apresurada, prácticamente sin paladear la comida. Elige buenos alimentos, prepáralos de una manera sencilla y disfrútalos. Estás en el buen camino para conseguir el mejor estado de salud para tu colon.

---

* N. de la T.: El *cottage* es un queso producido con cuajada que tiene un sabor suave. El equivalente a nuestro queso fresco.

** Las legumbres incluyen alubias y guisantes, y pueden ser una buena fuente de proteínas si se consumen con hortalizas variadas (en una ensalada) o incluso con una proteína completa (semillas, frutos secos, carne y huevos). Por sí solas, las legumbres son proteínas incompletas y contienen únicamente algunos aminoácidos.

*** N. de la T.: Braggs Aminos es una salsa de soja no fermentada utilizada para sazonar los alimentos. El fabricante de este producto afirma que contiene dieciséis de los veinte aminoácidos que se encuentran en la naturaleza.

SEGUNDA PARTE

LA SOLUCIÓN A LARGO PLAZO: REDUCIR PROGRESIVAMENTE LA EXPOSICIÓN DIARIA A LAS TOXINAS

Capítulo 6

CÓMO LIMPIAR EL COLON DE TOXINAS PROCEDENTES DE COMIDAS Y BEBIDAS

Mientras intentas mejorar tu salud, te resultaría muy beneficioso tomar medidas para eliminar las toxinas intestinales comunes que proceden de los alimentos y las bebidas que consumes. Esto requerirá ciertas reflexiones que luego deberás llevar a la práctica, pero se puede hacer. Entre las toxinas comunes que puedes eliminar se encuentran los alimentos genéticamente modificados, los pesticidas, las carnes y los productos lácteos, la soja, la harina blanca, la sal de mesa, el glutamato monosódico, los alimentos preparados en el microondas, los edulcorantes artificiales, la cafeína, el café y el alcohol. Al final de muchas de las categorías que se describen más adelante, incluyo un cuadro de referencia rápida (ver página 151) y te enseño formas sencillas para reducir tu exposición diaria a estas toxinas, o incluso eliminarla.

Recuerda que el verdadero secreto para la salud es evitar que las toxinas se introduzcan en tu organismo. Como vivimos en una sociedad adictiva, te recomiendo eliminar las sustancias que producen toxinas a tu propio ritmo. Algunas personas son más osadas y prescinden de ellas de una vez. Si puedes hacer lo mismo, te doy mi enhorabuena. Sin embargo, en realidad es más fácil eliminar o reducir considerablemente dos o tres compuestos que producen toxinas cada semana. Por ejemplo, la primera semana puedes comenzar por no consumir alimentos preparados en el microondas ni harina blanca y en la segunda semana renunciar a la soja y al glutamato monosódico.

Todo viaje empieza con un primer paso. Ahora estás preparado para embarcarte en la transformación de tu salud. De manera que plantéate objetivos realistas y sé paciente contigo mismo. Y no te preocupes, te diré exactamente qué es lo que debes hacer y cómo hacerlo.

ELIMINAR LAS TOXINAS DEL COLON PROCEDENTES DE LOS ALIMENTOS

Dedica algún tiempo a pensar en cuáles son los alimentos que consumes de manera habitual. ¿Qué proporción de tu dieta consiste en alimentos sanos y nutritivos que colaboran con el buen funcionamiento de tu mente y tu cuerpo? ¿Y qué parte de ella está compuesta por alimentos procesados, llenos de aditivos y conservantes químicos que son tóxicos?

Ni siquiera los alimentos supuestamente «sanos» como las frutas y las hortalizas frescas son siempre tan seguros y nutritivos como podrías pensar.

«Gracias» a técnicas agrícolas comerciales irresponsables que recurren a fertilizantes químicos, pesticidas y hormonas para producir cultivos abundantes en tierras excesivamente explotadas, un porcentaje alarmantemente alto de los productos de hoy en día está saturado de toxinas y ha perdido la mayor parte de su valor nutricional.

En muchos aspectos, las cosas funcionaron bien hasta hace algunas décadas, cuando una gran explotación agrícola decidió empezar a crear sus propios alimentos «mejorados», principalmente con el propósito de aumentar sus beneficios. Cuando tomas algo de la naturaleza y lo manipulas o sintetizas, el producto pierde sus cualidades sinérgicas y se convierte en algo inservible; simplemente otra sustancia química extraña u otra estructura alterada a las que nuestro cuerpo no está acostumbrado. Literalmente, es un producto *muerto* o *tóxico*.

Los alimentos que ofrece la naturaleza están llenos de energía vital. Y los alimentos procesados con el propósito de reemplazarlos carecen de esta cualidad esencial. Es imposible que estos «alimentos falsos» le aporten a nuestro cuerpo lo que realmente necesita.

La energía o fuerza vital de un alimento es absolutamente esencial para la salud del cuerpo en general y del colon en particular.

Si puedes recordar las fórmulas «*alimento vivo* = *vida humana*» y «*alimento muerto* = *muerte humana*», eso significa que ya has dado un paso importante en dirección a la salud de tu colon. ¿Cómo de real es la diferencia entre los alimentos vivos y crudos, y los alimentos muertos que han sido procesados y cocinados? Tan real como la diferencia que hay entre una vaca que vive, respira y se alimenta apaciblemente en una pradera, y las piezas sanguinolentas de una vaca envueltas en papel celofán con una fecha de «caducidad» en una estantería del supermercado.

Los alimentos muertos son aquellos a los que se les ha sustraído la energía vital que nos nutre y que están llenos de toxinas debido a las condiciones artificiales en las que han sido producidos, procesados o preparados. Por ejemplo, el proceso de pasteurización utiliza el calor para eliminar valiosas enzimas vivas de los productos lácteos. Sin dichas enzimas (proteínas especiales que producen los organismos vivos), los productos lácteos son prácticamente inservibles para nuestro organismo y, por otra parte, también pueden causar alergias y una sobrecarga crónica del sistema inmunitario.

Si el calor elimina las enzimas de los alimentos crudos durante la pasteurización, también sucede lo mismo con los alimentos que guisamos en casa. No debería sorprendernos la afirmación de que los alimentos vivos y crudos, llenos de nutrientes y enzimas activas, son muchísimo más sanos que los que han sido cocinados hasta el punto de resultar desvitalizados y carecer de valor nutricional. Los alimentos frescos y crudos, como las frutas y hortalizas, ayudan a desintoxicar el colon y el organismo de forma natural, y además previenen las enfermedades.

Hace más de un siglo, Charles de Coti-Marsh explicó en su libro *Prescription for Energy* [Prescripción para la energía]:

> Al comer alimentos vivos produces un cuerpo vivo. Los alimentos vivos contienen los nutrientes esenciales que el organismo necesita para crear y mantener la energía. Los alimentos muertos aceleran el proceso de envejecimiento, merman las capacidades y reducen la energía... Son inútiles, han sido expuestos al aire, remojados en agua o secados de manera indebida.

Los alimentos preparados que han sido precocinados, procesados o refinados no solamente carecen de los nutrientes esenciales que sustentan la vida sino que también están cargados de sustancias químicas tóxicas (o dañinas) que con el paso del tiempo se acumulan en el colon dejando un residuo tóxico duro y compactado. Si estos sedimentos tóxicos se asientan en el colon de forma prolongada, las toxinas consiguen abrirse paso a través del revestimiento intestinal y pasan al flujo sanguíneo, donde contribuyen a producir innumerables enfermedades que acortan la vida.

En este punto probablemente estarás pensando: «Por lo tanto, una buena solución sería comenzar a consumir abundantes cantidades de alimentos crudos, ¿verdad?». Bien, sí y no. Sí, porque una dieta de alimentos crudos ricos en nutrientes es verdaderamente una opción inteligente y sana. No, porque muchos de dichos alimentos en la actualidad han perdido sus nutrientes vitales.

¿A DÓNDE HAN IDO A PARAR TODOS LOS NUTRIENTES?

Una tendencia muy desalentadora que impera en la agricultura intensiva está produciendo suelos desprovistos de nutrientes y, como consecuencia, cultivos desvitalizados. El problema reside en el estado de nuestros ecosistemas, nuestra propensión a consumir alimentos producidos de manera muy económica, nuestro deseo de consumir muchos tipos diferentes de alimentos independientemente de la estación en la que nos encontremos y el surgimiento de la modificación genética de los alimentos.

Por el contrario, en los ecosistemas sanos para cultivos viven, deambulan y mueren insectos que garantizan la presencia constante de nutrientes. Hoy en día los cultivos son pulverizados con insecticidas y otros pesticidas que matan a todos los insectos y, al mismo tiempo, reducen los nutrientes y envenenan nuestros alimentos.

La tierra necesita un periodo de tiempo para descansar y recuperarse después de ciertos cultivos, y en dicho periodo los nutrientes se reponen. Sin embargo, esta es una práctica que ya no se utiliza. Las grandes empresas adquieren cada vez más terrenos agrícolas y utilizan fertilizantes químicos cultivo tras cultivo, para poder responder a la demanda de los consumidores. De estas prácticas agrícolas motivadas por la rentabilidad se obtienen cultivos repletos de toxinas que prácticamente ya no tienen ningún valor nutricional. Dos décadas atrás, un manojo de unos 250 g de espinacas contenían 50 mg de hierro; sin embargo, hoy en día solo contiene 5 mg. La patata normal ha aumentado sus niveles de niacina* durante los

---

* N. de la T.: La niacina es una vitamina B que el cuerpo produce a partir del triptófano. Se encarga de la eliminación de químicos tóxicos en el organismo y participa en la producción de hormonas sintetizadas por la glándula adrenal, entre ellas las relacionadas con el estrés.

últimos cincuenta años, pero ha perdido un 18 % de tiamina,* un 28 % de calcio, un 50 % de riboflavina,** un 57 % de vitamina C y de hierro y un asombroso 100 % de vitamina A.

> **Nota del médico:** El Centre for Food Politics ('centro para las políticas alimentarias') afirma que en la actualidad es preciso comer ocho naranjas para obtener la misma cantidad de vitamina A que nuestros abuelos obtenían con una sola.

¿DE QUÉ FORMA COLABORAN LOS ALIMENTOS GENÉTICAMENTE MODIFICADOS EN LA TOXICIDAD DEL TÓXICO?

El escaso contenido de nutrientes del suelo no es nuestra única preocupación. Actualmente, también se añade material genético a los cultivos para conseguir resultados que se consideran deseables. Los experimentos realizados con el perfil genético de diversos cultivos han producido resistencia a los herbicidas, insecticidas y otros pesticidas, han reforzado los niveles de nutrientes, e incluso han aumentado la tolerancia a condiciones climáticas extremas. Los productos más comunes derivados de plantas modificadas

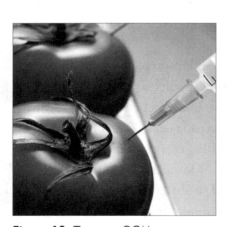

Figura 13. Tomates OGM

---

* N. de la T.: La tiamina (vitamina B₁) ayuda a las células del organismo a convertir carbohidratos en energía.

** N. de la T.: La riboflavina (vitamina B₂) trabaja con otras vitaminas del complejo B. Es importante para el crecimiento del cuerpo y la producción de glóbulos rojos.

genéticamente son el aceite de semillas de algodón, las habas de soja, las vainas de cacao, la canola y el maíz. Los cultivos alterados genéticamente están imperando en las explotaciones agrícolas a una velocidad alarmante. Entre 1996 y 2005, la cantidad de tierra cultivada con organismos genéticamente modificados (OGM) pasó de diecisiete millones de hectáreas a ochenta y ocho millones.

En un artículo del *L. A. Weekly*, Margaret Wertheim expresó sus temores: «Nuestros campos de cultivo están siendo convertidos lenta y furtivamente en fábricas industriales. Esta tecnología es potencialmente la más peligrosa desde la energía nuclear, y sin embargo no tenemos ninguna forma de saber qué es lo que están haciendo».

CÓMO ELIMINAR LAS TOXINAS DE LOS ALIMENTOS GENÉTICAMENTE MODIFICADOS

- Compra alimentos biológicos. Estos productos no se cultivan utilizando técnicas de modificación genética.
- Compra carne y productos lácteos procedentes de ganado alimentado con pasto y a los que no se haya administrado hormonas ni antibióticos.
- Evita el aceite de canola y el aceite de semillas de algodón.
- El maíz y las palomitas de maíz normalmente han sido modificados genéticamente. Consume tan solo los que tienen origen biológico.
- Consume calabazas y calabacines biológicos o cultivados cerca de tu localidad.
- Evita todos los productos que contengan aspartamo,* pues está modificado genéticamente y es muy tóxico.

En 1994, el tomate Flav Savr (producido para resistir la putrefacción) fue el primer alimento genéticamente modificado cuya venta para el consumo humano fue aprobada por la FDA.

---

* N. de la T.: El aspartamo es un edulcorante no calórico descubierto en 1965 por la multinacional farmacéutica G. D. Searle and Company. Es perjudicial para la salud.

Sorprendentemente, los científicos de la FDA habían advertido que los productos modificados, como el Flav Savr, podían generar toxinas y causar alergias. No obstante, se limitaron a mirar para otro lado y aprobaron lo que algunos han denominado el «tomate Frankestein».

¿POR QUÉ COMPRAR PRODUCTOS ORGÁNICOS Y CULTIVADOS CERCA DE NUESTRA LOCALIDAD?

Si ni siquiera podemos contar con que las frutas y hortalizas que consumimos crudas son fuentes de nutrientes sin adulterar, ¿de dónde se supone que podemos obtener la energía necesaria para la vida?

La respuesta reside en elegir alimentos de cultivo biológico o cultivados localmente (adquiridos en mercados de agricultores). Mejor aún, podrías cultivar tus propios alimentos en el jardín de tu casa. El Programa Orgánico Nacional del Departamento de Agricultura de los Estados Unidos define los productos biológicos como los que «se producen bajo la autoridad del Acta para la Producción de Productos Orgánicos». La principal directriz para la producción biológica es utilizar materiales y prácticas que mejoren el equilibrio ecológico de los sistemas naturales y que integren las diferentes partes del sistema agrícola en una unidad ecológica. Las prácticas de la agricultura biológica no pueden garantizar que los productos estén completamente libres de residuos; no obstante, se utilizan métodos para reducir la contaminación del aire, del suelo y del agua.

Cada vez es más común ver frutas y verduras orgánicas en muchas fruterías, supermercados e hipermercados. Un poco más difícil es encontrar carne orgánica de buena calidad, pero vale la pena intentarlo. Incluso se comercializan bebidas biológicas. Lo más probable es que puedas encontrar una cooperativa o un mercado de agricultores en tu propia localidad o cerca de ella. Este es el mejor sitio para comprar los alimentos que vas a consumir, porque se recogen maduros y se cultivan en tu propia comarca y, por otra parte, de este modo apoyas a los pequeños agricultores locales.

Quizás pienses que los alimentos biológicos son demasiado caros. Pero ¿acaso tu cuerpo no lo merece?

ACERCA DE LOS PESTICIDAS

- El 94% de los residuos de pesticidas que contienen hidrocarburo clorado (como la dioxina y el DDT) y que están presentes en las dietas estadounidenses procede de las carnes, pescados, productos lácteos y huevos.
- El 55% de los residuos de los pesticidas que contienen hidrocarburo clorado hallados en la típica dieta estadounidense procede exclusivamente de la carne.
- El Departamento de Agricultura realiza pruebas para detectar residuos de toxinas químicas a menos de un animal entre doscientos cincuenta mil animales sacrificados.

¿DE QUÉ FORMA LOS PESTICIDAS PRESENTES EN LOS ALIMENTOS CAUSAN UN COLON TÓXICO?

Los pesticidas se utilizan para eliminar de una zona de cultivo lo que se conoce como «plagas», como pueden ser los insectos, los hongos o las malas hierbas. Los pesticidas pueden ser sustancias químicas, bacterias o virus. Se emplean en los cultivos para eliminar invasores molestos y permanecen en los productos alimenticios cultivados. Cuando se consumen alimentos contaminados, estas sustancias químicas se acumulan en el colon y envenenan lentamente el cuerpo.

A pesar de los estándares de seguridad alimentaria internacionales establecidos por ciento setenta y dos naciones en 1963, no se han prohibido siete de los compuestos químicos más tóxicos que se utilizan como pesticidas en las explotaciones agrícolas.

Uno de los más utilizados son los organoclorados que forman parte de los COP (Compuestos Orgánicos Persistentes). Estos compuestos pueden ser responsables de la contaminación de pescados y mariscos en todo el mundo, debido a la deriva de los pesticidas hacia ríos y arroyos, lagos y embalses. Los organoclorados se acumulan en los tejidos grasos y permanecen en un organismo durante periodos muy prolongados. Por este motivo, es cada vez menos seguro consumir más de dos o tres veces a la semana pescados grasos (como pueden ser la sardina, el salmón, la caballa y el atún blanco), que normalmente son una maravillosa fuente de ácidos grasos esenciales (es decir, grasas que nuestro organismo necesita y que *solo* podemos obtener de los alimentos).

Los organoclorados se descomponen lentamente y depositan residuos tóxicos en el organismo a lo largo del tiempo. Estos compuestos químicos perniciosos se filtran a través del revestimiento intestinal y, al acumularse en el organismo, pueden causar jaquecas, convulsiones, irritaciones cutáneas, temblores, problemas respiratorios, mareos y náuseas. Muchos trastornos crónicos, como por ejemplo el cáncer, la enfermedad de Parkinson, los daños neurológicos y un funcionamiento anormal del sistema inmunitario han sido asociados a una exposición a los organoclorados.

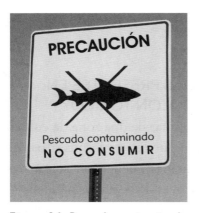

Figura 14. Pescado contaminado

¿LAVAR Y PELAR LOS ALIMENTOS AYUDA A REDUCIR LOS PESTICIDAS PRESENTES EN ELLOS?

Siempre es una buena idea lavar cuidadosamente los productos frescos antes de consumirlos; sin embargo, esto no garantiza la eliminación total de los pesticidas tóxicos. Lo mismo puede decirse de pelarlos que, por otra parte, también reduce en gran medida su valor nutritivo.

CÓMO ELIMINAR LAS TOXINAS PROCEDENTES DE LOS PESTICIDAS

- Puedes reducir los niveles de pesticidas que consumes en un 90 % evitando los siguientes productos: melocotones, manzanas, nectarinas, fresas, cerezas, peras, uvas, pimientos rojos, apio, zanahorias y espinacas. Sin embargo, puedes consumir cualquiera de ellos si son de cultivo biológico.
- Si tienes la posibilidad, cultiva tus propios alimentos utilizando métodos biológicos. Esta es la mejor forma de asegurarte de que tú y tu familia no estáis expuestos a los pesticidas.
- Limpia tu tracto intestinal con oxígeno dos o tres veces por semana. Así evitarás que los posibles agentes cancerígenos acumulados en tus intestinos puedan filtrarse hacia el flujo sanguíneo.

¿DE QUÉ FORMA LA CARNE Y LOS PRODUCTOS LÁCTEOS CAUSAN UN COLON TÓXICO?

La carne y la leche no necesariamente son malas cuando se encuentran en su estado natural. Pero piensa por un momento en todos los cambios a los que son sometidos la carne y los productos lácteos, desde el nacimiento del animal y a lo largo de su crecimiento hasta el sacrificio final y el procesado para la venta. Cuando los animales reciben tratamientos de hormonas tóxicas y antibióticos, estas sustancias pasan luego a los organismos humanos y pueden provocar todo tipo de problemas de salud.

Nota del médico: Las personas que consumen una hamburguesa de carne roja cada día tienen entre un 30 y un 40% más de posibilidades de desarrollar cáncer de colon que aquellas que ingieren menos de la mitad de esa cantidad. Un consumo diario de 85 g o más de carnes procesadas, como por ejemplo *hot-dogs* (o «carnes misteriosas») a largo plazo aumenta el riesgo de desarrollar cáncer de colon en un 50%.

Las *hormonas* son mensajeros químicos naturales producidos por todas las especies de plantas y animales para regular el crecimiento. La tecnología de las hormonas sintéticas se aplica al ganado para acrecentar la producción de carne y de leche. De acuerdo con *Science News*: «Cada año cerca de treinta millones de cabezas de ganado se trasladan a unidades de engorde donde son alimentadas con piensos ricos en proteínas. En dichas unidades de engorde el 80 % del ganado recibe hormonas esteroides con el fin de aumentar el desarrollo muscular, ya sea a través de sus alimentos o mediante un implante en sus orejas».

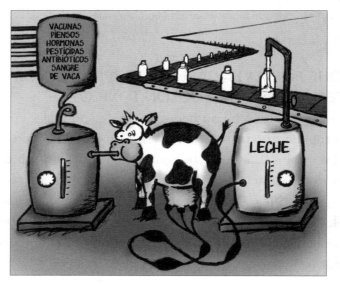

Figura 15. Vaca criada con hormonas

Un gran porcentaje de vacas también recibe antibióticos para contrarrestar la proliferación de infecciones que son el resultado de su confinamiento en granjas de engorde superpobladas. Además, a muchos terneros se los alimenta con sangre de vacas sacrificadas, que no ha sido debidamente analizada.

¿Y adónde crees que van a parar todas esas hormonas y antibióticos tóxicos? A la grasa, los tejidos musculares (carne) y la leche de las vacas. Y en última instancia, a los tejidos orgánicos de los consumidores.

La revista médica *Cancer Epidemiology, Biomarkers, and Prevention* publicó un estudio británico cuya conclusión era que el riesgo de cáncer colorrectal aumenta de un 12 a un 17 % por cada 120 g de carne roja que una persona consume cada día.

Otra toxina que encontramos en la carne es el nitrato, que se utiliza para procesar y curar productos como el beicon, el salchichón o los perritos calientes. En el interior del organismo los nitratos se convierten en nitritos, compuestos que son extremadamente cancerígenos y que pueden aumentar el riesgo de desarrollar pólipos en el colon. Los estudios han descubierto que consumir carne procesada duplica las probabilidades de desarrollar pólipos colorrectales.

Además de las fuentes de toxinas para el colon presentes en la carne y los productos lácteos, entre las que se incluyen las hormonas, los antibióticos y los nitratos, existe una fuente de toxinas aún más impactante que son los piensos para animales. Con ellos alimentamos normalmente a nuestras mascotas, pero también es la mezcla que consume la mayoría de los animales que terminan despiezados en los supermercados y, finalmente, en tu cuerpo.

CÓMO ELIMINAR LAS TOXINAS PROCEDENTES DE LA CARNE Y LOS PRODUCTOS LÁCTEOS

- Consume carne biológica de animales criados en libertad, sin antibióticos, o carne de caza silvestre. La carne de búfalo y de avestruz son dos buenas alternativas a la ternera. Limita el consumo de carne a entre una y tres comidas por semana.
- Consume más pescado, pero asegúrate de que no contenga pesticidas ni mercurio (ver el capítulo siete).

- Evita totalmente la carne procesada, como el beicon, los perritos calientes y los embutidos.
- Sustituye la leche de vaca por leche de cáñamo, leche de arroz, leche de almendras o leche cruda de cabra. Mejor aún, bebe únicamente agua *purificada*.
- Mi opción favorita es la leche de cáñamo. Es deliciosa, tiene un suave sabor a frutos secos y aporta una nutrición equilibrada y esencial.
- Consume exclusivamente quesos biológicos y queso de cabra.
- Toma un suplemento de enzimas cada vez que consumas carne.
- Mastica veinticinco veces cada bocado antes de tragarlo, para que se mezcle perfectamente con la saliva; así evitarás cargas innecesarias en el estómago y los intestinos.
- Toma más hortalizas en cada comida y reduce las raciones de carne.

¿DE QUÉ FORMA LA SOJA PUEDE CAUSAR UN COLON TÓXICO?

Los divulgados beneficios para la salud de los productos alimenticios derivados de la soja han dado lugar a un aumento significativo de su popularidad en los Estados Unidos y otros países industrializados. Quienes comercializan la soja publicitan sus beneficios para todo tipo de trastornos, desde las enfermedades cardíacas hasta la menopausia. Sin embargo, ¿realmente es la soja un remedio milagroso natural, o su reputación no es más que pura exageración?

Uno de los argumentos escuchados con más frecuencia es que la soja desempeña una función clave en la larga y saludable vida del pueblo japonés. En tal caso, ¿por qué la expectativa de vida del estadounidense medio es mucho más corta que la de los japoneses?

En los Estados Unidos se consumen toneladas de productos que contienen soja, aunque su popularidad es bastante reciente. Los japoneses toman soja fermentada, que es completamente diferente de la soja sin fermentar presente en las habas de soja, la leche de soja y el tofu. En contraste, la leche de soja, el tofu, el miso, la salsa de soja, el *tempeh*[*] y el *natto*[**] que se producen con soja fermentada pueden ayudar a prevenir algunos cánceres y otras enfermedades.

Este beneficio puede deberse en gran medida al proceso de fermentación, que aumenta la cantidad de isoflavonas disponibles de la soja. La fermentación utiliza organismos *vivos*. Los productos de soja sin fermentar que se comercializan en los Estados Unidos no solamente son deficientes en isoflavonas, sino que además están llenos de toxinas naturales que pueden bloquear las enzimas necesarias para la digestión de las proteínas. Por otra parte, un gran porcentaje de la soja que consumimos está modificada genéticamente, contaminada por pesticidas o, lo que es peor, ambas cosas.

Se aconseja a las madres que nunca alimenten a sus hijos con fórmulas a base de soja. Por lo general, es mejor abstenerse de tomar leche de soja o productos derivados a menos que hayan sido fermentados. Lee las etiquetas de los aderezos, ya que a menudo contienen soja. Los productos con lecitina, los que han sido genéticamente modificados o los que incluyen «saborizantes naturales» casi siempre contienen soja. Evitar todos los alimentos procesados es una buena forma de mantener alejada de tu dieta la soja que se oculta en ellos.

¿DE QUÉ FORMA LA HARINA BLANCA PUEDE CAUSAR UN COLON TÓXICO?

La harina blanca es un ingrediente común obtenido del grano de trigo. A diferencia de la harina integral, que utiliza el grano entero (el almidón, la proteína y la fibra), la harina blanca procede exclusivamente del almidón, y carece de los demás materiales

---

[*] N. de la T.: El *tempeh*, que resulta de la fermentación de las semillas de la soja con el hongo *rhizopus*, tiene tantas proteínas como la carne, regenera la flora intestinal, contiene vitamina B_{12} (inexistente en los vegetales) y ayuda a asimilar el hierro. También es fuente de calcio, fósforo y hierro.

[**] N. de la T.: El *natto* es un fermentado de habas de soja muy nutritivo y de fácil digestión con fama milenaria de favorecer la longevidad

saludables. Para compensar esta carencia normalmente se incluyen vitaminas sintéticas del grupo B, producidas a partir de petroquímicos derivados del alquitrán mineral, que provocan desequilibrios en el organismo. Estas vitaminas sintéticas normalmente se conocen como tiamina (vitamina B_1), riboflavina (vitamina B_2), niacina (vitamina B_3) y pantotenato de calcio (vitamina B_5).

La harina blanca no contiene fibra y por ello se desplaza con dificultad a través del intestino grueso. Los alimentos procesados, que a menudo contienen grandes cantidades de harina blanca, pueden causar estreñimiento y un aumento significativo del tiempo de tránsito intestinal, lo que brinda a las toxinas una mayor oportunidad de pasar al flujo sanguíneo.

Las personas que consumen pan blanco, arroz blanco y patatas de manera regular tienen un riesgo mayor de desarrollar diabetes. Estos alimentos pueden sustituirse fácilmente con cereales integrales.

Te recomiendo que leas cuidadosamente las etiquetas cuando compres tus alimentos. Muchos productos que presumen de haber sido producidos «con cereales integrales» en realidad están compuestos principalmente por harina blanca y solo contienen una pequeña cantidad de cereales integrales. Los alimentos que por lo general están hechos con harina blanca incluyen el pan, la *pizza*, la pasta, los bollos, las galletas, los panecillos, las tortillas y los *pretzels*.[*]

CÓMO ELIMINAR LAS TOXINAS PROCEDENTES DE LA HARINA BLANCA

- Evita los alimentos elaborados con harina blanca o «enriquecida»; son malos para tu salud.
- Consume cereales integrales o harina de cereales germinados. Se pueden comprar por Internet o en los supermercados que tienen una sección de productos naturales. Para obtener los mejores resultados

---

[*] N. de la T.: Un *pretzel* es un bollo de origen alemán.

y no irritar el revestimiento intestinal, es mejor remojar o germinar los cereales.
- Limita tu consumo de harina blanca a dos veces por semana.
- Practica una limpieza regular de colon (dos o tres veces por semana) para combatir el estreñimiento y la acumulación de toxinas.

¿DE QUÉ FORMA LA SAL DE MESA PUEDE CAUSAR LA TOXICIDAD DEL COLON?

El Centro para la ciencia en el interés público (CSPI, por sus siglas en inglés), es un grupo de presión que afirma que el cloruro sódico, o sal común, podría ser «el más mortífero de todos los alimentos». Hay dos tipos de sal: la sal beneficiosa (viva) y la perjudicial (inerte y refinada).

La sal es un antibiótico natural; elimina la vida y por esta razón ha sido utilizada durante miles de años como conservante. Al eliminar la vida bacteriana de un alimento, la sal ralentiza su proceso de descomposición natural. Por otra parte, extrae agua del flujo sanguíneo, causando que el cuerpo experimente una sed excesiva. Estos dos factores, por encima de todos los demás, favorecen los efectos dañinos de la sal sobre el colon.

CÓMO ELIMINAR LAS TOXINAS DERIVADAS DE LA SAL DE MESA

- Sustituye la sal de mesa por sal natural del Himalaya o sal marina celta, ambas son sales naturales, sin procesar.
- Utiliza Braggs Liquid Aminos para dar sabor a tus platos. Este producto es rico en aminoácidos esenciales y no esenciales, y añade sabor a las comidas. Si te apetece un sabor más intenso, puedes utilizar hierbas frescas, zumo de limón o de lima, en vez de sal de mesa.
- Limpia tu colon de forma regular para evitar el estreñimiento.

Debido a sus propiedades antibióticas, la sal refinada elimina las bacterias beneficiosas que normalmente colaboran con el colon en el proceso de eliminación. Al mismo tiempo, sus efectos deshidratantes complican la absorción de agua, lo que produce estreñimiento y toxicidad en el colon.

La mayoría de los alimentos envasados, y los que se sirven en restaurantes, contienen grandes cantidades de sal de mesa. Afortunadamente, la popularidad de las dietas pobres en sodio ha alentado a muchas empresas y chefs a preparar platos con menos sal. Pero debes estar atento, hay una gran diferencia entre «menos sodio», «bajo en sodio» y un nivel verdaderamente bajo de sodio. Las sales naturales se comercializan ahora como sustitutos de la sal de mesa y se etiquetan como «sal marina», pero debes tener cuidado porque estas sales también están altamente refinadas. Por el contrario, la sal del Himalaya o la sal marina céltica son productos vivos, producidos con métodos de secado antiguos, y contienen los minerales esenciales que nuestro organismo necesita. Los líquidos de nuestro cuerpo tienen una composición muy semejante a la del agua marina, de manera que en realidad este tipo de sales son muy beneficiosas para el equilibrio adecuado de nuestros fluidos internos.

¿DE QUÉ FORMA EL GLUTAMATO MONOSÓDICO PUEDE CAUSAR UN COLON TÓXICO?

El glutamato es un aminoácido que se encuentra de forma natural en los alimentos que contienen proteínas, como pueden ser la leche, los hongos y setas, y el pescado. El glutamato monosódico (GMS) es un aditivo alimentario potenciador de sabor compuesto únicamente de sal sódica y glutamato. El uso del GMS es muy habitual en la industria alimentaria, aunque a menudo está oculto y no se nombra en las etiquetas. Se ha informado de graves trastornos de salud después de su consumo, aun cuando se trate de cantidades pequeñas de GMS: asma, dolores de cabeza, irritaciones de la piel, trastornos gastrointestinales, alergias, obesidad, diabetes, mal funcionamiento de las glándulas adrenales, convulsiones, alta tensión sanguínea, hipotiroidismo, embolias o derrames cerebrales y complicaciones cardíacas. Si experimentas alguno de estos síntomas, es imperativo que elimines el GMS de tu dieta.

CÓMO ELIMINAR LAS TOXINAS PRODUCIDAS POR EL GLUTAMATO MONOSÓDICO

- Lee las etiquetas de todos los alimentos que compras en el supermercado y evita los productos que contengan GMS.
- Cuando cenes en un restaurante, pregunta qué platos contienen GMS.
- Mantente alejado de los restaurantes de comida rápida. La mayoría de ellos utilizan GMS en las frituras y en las bebidas con el fin de potenciar su sabor y promover tu adicción a sus alimentos.
- Limpia tu colon de manera regular para impedir la inflamación de las membranas mucosas de tu tracto intestinal provocada por el consumo de GMS.

¿ESTOY GUISANDO LOS ALIMENTOS DE FORMA INCORRECTA?

«Me gustaría tomar pechuga de pollo asada con verduras salteadas, por favor». La mayoría de las personas se sentirían orgullosas de pedir este plato en lugar de una hamburguesa con patatas fritas. Sin embargo, no se trata de una decisión tan saludable como podrías pensar. ¿Por qué? Porque esas verduras pierden sus preciosas enzimas y vitaminas al ser sometidas al calor, y ya no son fuentes de energía viva. Charles de Coti-Marsh sostiene que una comida equilibrada compuesta por alimentos crudos «aporta todas las vitaminas que el cuerpo necesita para defenderse de las enfermedades, además de componentes contra los catarros, el envejecimiento, la artritis, la esterilidad y el exceso de calcio, vitaminas del sol y otros elementos que colaboran en la recuperación del organismo».

Vamos a considerar ahora el valor nutricional de ese pollo asado aparentemente saludable. En realidad, las carnes asadas, sea al horno o a la parrilla, pueden producir aminas heterocíclicas que son conocidas por ser agentes cancerígenos. Se han identificado hasta diecisiete tipos diferentes de aminas heterocíclicas, que son el resultado de cocinar las carnes a altas temperaturas. También se ha encontrado una conexión entre los almidones fritos o asados al horno y la formación de carcinógenos.

¿Qué ocurre cuando cocino mis alimentos en un microondas?

Supongamos que deseas calentar los macarrones con queso que quedaron de la noche anterior y los metes en el microondas durante dos o tres minutos. Cuando los retiras del horno, parecen macarrones con queso, huelen y saben a macarrones con queso, pero lo que tienes delante de ti no es más que un montón de basura irradiada y carente por completo de nutrientes. La radiación del horno microondas provoca que en su interior las moléculas del agua, de las grasas y del azúcar giren muy rápidamente, creando una fricción que genera calor. Esta radiación destruye también los vínculos químicos que aportan a estos compuestos su valor nutricional.

La radiación causa ionización. Un horno microondas deteriora y modifica la estructura molecular de los alimentos. Tu cuerpo simplemente no puede gestionar estas moléculas irradiadas que, finalmente, provocan un colapso en tus sistemas inmunitario y digestivo.

Ahora mismo, quiero que vayas a tu cocina, desenchufes el microondas (si es que lo tienes) y te deshagas de él en cuanto puedas. Es curioso que en inglés se utilice la palabra *nuke* para referirse al uso del microondas, un término que también significa destruir con bombas nucleares. Los alimentos preparados en el microondas son alimentos *muertos* cuando salen de él, y lo siguen siendo en

LIMPIAR EL COLON DE TOXINAS PROCEDENTES DE COMIDAS Y BEBIDAS

el interior de nuestro organismo. Recuerda: tu cuerpo quiere vivir. Necesita alimentos ricos en energía, y no ricos en toxinas.

CÓMO ELIMINAR LAS TOXINAS PROCEDENTES DE LOS ALIMENTOS PREPARADOS EN EL MICROONDAS

- Pregunta en todos los restaurantes a los que acudes si utilizan un horno microondas para recalentar o cocinar los alimentos. De ser así, solicita que tu plato se prepare al vapor, ya sea sobre una hornalla o en el horno.
- Sustituye el microondas por un horno de convección.
- Evita las cacerolas de aluminio, cobre y acero inoxidable, y las que están revestidas de teflón (la mayoría de las cacerolas hechas de acero inoxidable contienen níquel. Yo recomiendo las que se fabrican con 100 % acero inoxidable quirúrgico).
- Guisa tus alimentos a la manera tradicional con cacerolas simples y no tóxicas. Yo recomiendo las de cristal, terracota (que no tengan esmalte con plomo), titanio, silicona o hierro fundido.
- Evita calentar las bebidas, como el agua y el café, en el microondas.

Ante la evidente toxicidad que existe en muchos niveles de la producción, el procesado y la elaboración de los alimentos, ¿estás preparado para cambiar algunos de tus hábitos alimentarios diarios? Como es evidente, no tienes que poner en práctica mis sugerencias hoy mismo; mostrarle a tu sistema digestivo cuál es el camino correcto no es algo que pueda realizarse en un día ni en una semana. Debes concentrarte en un par de cambios cada vez; esto te ayudará a elevar lentamente los niveles de energía de tu organismo para que comience a desarrollar resistencia a las enfermedades.

ELIMINAR LAS TOXINAS DEL COLON PROCEDENTES DE LAS BEBIDAS

Desafortunadamente, muchas de las bebidas que nos gustan (o que creemos que nos gustan) producen un medio altamente tóxico en nuestro colon. Piensa en una lata de gaseosa: en su interior no hay una única fuente de toxinas que se asientan en el colon, sino varias.

Una historia de adicción a las drogas: En lugar de encontrarse con un «camello» en un oscuro callejón para comprar su droga, un chico la saca de la máquina expendedora de su colegio por lo menos tres veces al día. Él es inocente, ni siquiera tiene conciencia de su trágica adicción a una poderosa droga conocida como refresco. Esta droga no solo es legal, sino que se vende libremente y está a su alcance cada vez que le apetece beberla. Este chico ha sido adicto a esta droga desde que era un niño, y cada día sufre sus efectos secundarios: depresión, déficit de atención, fluctuaciones del peso corporal, falta de confianza y autoestima, cansancio, estreñimiento y ansiedad.

Las acciones de este muchacho son un grito de ayuda, pero nadie lo escucha. Cuando vuelve a casa del colegio, en la nevera familiar hay todavía más droga a su disposición: docenas de latas de refrescos, y muchas más en la despensa. Sus padres y maestros le enseñan que no consuma drogas, que no fume, que no beba alcohol, y sin embargo están alimentando su adicción con una de las drogas más tóxicas de todos los tiempos: el azúcar refinado. Cuando este chico llega al instituto ya tiene sobrepeso y un diagnóstico de diabetes que le obliga a inyectarse insulina diariamente, mientras todo el mundo a su alrededor se limita a observar el lento deterioro de su vida. Este declive continúa durante las siguientes décadas hasta que quizás alrededor de los cuarenta o cincuenta años la diabetes haya avanzado tanto que puede ser necesario amputarle ambos pies, y más adelante las dos piernas por debajo de las rodillas. Por último, sufrirá una muerte lenta, física y emocionalmente dolorosa.

Moraleja de esta historia: Puedes cambiar. Si comienzas hoy mismo a eliminar la mitad de los refrescos que tú y tu familia consumís diariamente, habrás hecho un gran avance para combatir la adicción al azúcar.

Los ácidos presentes en tu amada lata de refresco sirven para dar sabor y carbonatar la bebida, pero el problema es que irritan tu colon. Su sabor dulce procede del azúcar refinado (malo para tu salud) o de un sustituto del azúcar (*muy* malo para tu salud). Si el refresco además contiene cafeína, es todavía más tóxico para tu tracto gastrointestinal.

El café, otra bebida con cafeína de la que los estadounidenses dependen en gran medida, provoca diversos efectos en los intestinos porque altera la flora intestinal o las bacterias beneficiosas. Las bebidas alcohólicas también son una fuente muy popular de toxinas para el colon. Los refrescos provocan adicción, y cualquiera de ellos es una droga.

¿DE QUÉ FORMA EL AZÚCAR REFINADO ES LA CAUSA DE UN COLON TÓXICO?

En 1998 el Centro para la Ciencia en el Interés Público publicó un informe adecuadamente titulado *Liquid Candy* [Caramelo líquido]. En él se afirmaba que las «bebidas carbonatadas son la mayor fuente de azúcares refinados en la dieta estadounidense. Las gaseosas aportan al americano medio siete cucharadas de azúcar al día, de un total de prácticamente veinte cucharadas diarias». Y eso es solo un promedio. Los zumos de fruta comerciales son igual de perjudiciales; muchos de ellos contienen solo un 10 %, o incluso menos, de zumo de fruta real, y el resto del sabor proviene de azúcares refinados y saborizantes artificiales.

¿LO SABÍAS?

- El colon americano medio procesa cada año casi tres kilos de azúcar refinado, y unos dos kilos de jarabe de maíz rico en fructosa.
- Los dentistas informan que los dientes delanteros de los jóvenes de ambos sexos carecen casi por completo de esmalte dental debido al consumo excesivo de bebidas gaseosas.

- Según informa la Asociación Nacional de Bebidas Gaseosas (*National Soft Drink Association*), el consumo de gaseosas supera actualmente la cantidad de seiscientas raciones de 340 g por persona cada año. Los varones de entre doce y dieciséis años son los mayores consumidores, con un promedio de 640 l por año.
- Las empresas de gaseosas ingresan más de sesenta mil millones de dólares con las ventas de estos productos que son una droga adictiva.

Leer las etiquetas de los alimentos y las bebidas dulces puede crear confusión porque los fabricantes a menudo enmascaran el azúcar con algún otro ingrediente. No dejes que nadie te tome el pelo, todo lo que hay allí es azúcar refinado que puede estar oculto en forma de fructosa procesada, sirope de maíz, sacarosa, melazas, azúcar turbinado,* sorbitol, dextrosa y otros componentes.

En 1957, el doctor William Coda Martin explicó: «En términos médicos, un veneno es cualquier sustancia presente en el cuerpo (ya sea por ingestión o por haberse desarrollado en su interior) que puede causar enfermedades. Físicamente, un veneno es cualquier sustancia que inhibe la actividad de los productos químicos o enzimas que activan reacciones». El doctor Martin clasificó el azúcar refinado como un veneno porque ha sido privado de su fuerza vital, las vitaminas y los minerales.

Cuando se ingiere a diario, el azúcar produce un pH de gran acidez de forma continuada. Como consecuencia, en un intento por restaurar el equilibrio corporal se extraen más minerales de lo más profundo del organismo. Por último, para proteger la sangre, se utiliza el calcio de los huesos y de los dientes en cantidades tan grandes que los huesos comienzan a deteriorarse y debilitarse, dando lugar a la osteoartritis. El consumo de azúcar refinado provoca daños en el colon y finalmente llega a afectar a todos los órganos del cuerpo.

---

* N. de la T.: El azúcar turbinado se obtiene de la caramelización del jugo de caña de azúcar, que posteriormente pasa por una turbina o centrifugadora para eliminar las impurezas.

CÓMO ELIMINAR LAS TOXINAS PROCEDENTES DEL AZÚCAR REFINADO

- Sustituye los azúcares refinados por néctar de agave biológico, xilitol,* azúcar de caña o miel sin procesar y cultivada cerca de tu localidad.
- Elimina paulatinamente los refrescos de tu dieta diaria. Comienza por renunciar a 250 ml cada día hasta que te deshagas de tu hábito.
- Evita las llamadas «bebidas energéticas» y los «zumos de fruta» comprados en las tiendas que se preparan a partir de concentrados.
- *Bebe agua purificada* en lugar de bebidas azucaradas.
- Limita el consumo de dulces a tres veces por semana y compra caramelos biológicos que contengan azúcares naturales.
- Cuando sientas la tentación de comer algo dulce o beber un refresco, toma fruta fresca. Esto te ayudará a estabilizar el nivel de azúcar en sangre y calmará tu apetencia por el dulce.
- Intenta mezclar cantidades iguales de zumo de fruta fresca y gaseosa para crear tus propios ponches y refrescos deliciosos.
- Bebe infusiones de hierbas sin endulzar y añádeles limón, lima o menta fresca.
- Desintoxica tu colon dos o tres veces por semana con un limpiador con oxígeno para reducir la acidez en los intestinos y la fermentación excesiva de los azúcares.

Toxinas del colon procedentes de los edulcorantes artificiales

Los edulcorantes artificiales son aditivos alimentarios que imitan el sabor del azúcar pero no contienen prácticamente ninguna energía. En los países industrializados es muy normal que se permita el uso de los siguientes sustitutos del azúcar para el consumo humano: sacarina, neotamo, potasio, aspartamo, sucralosa y acesulfamo potásico. La sucralosa y el aspartamo son los más difundidos y peligrosos.

---

* N. de la T.: El xilitol también es conocido como azúcar de abedul.

La sucralosa se puede encontrar en una amplia variedad de productos. Sorprendentemente, muchas empresas «con orientación nutricional» fabrican productos que contienen sucralosa; también se incluye en muchos productos que se venden en tiendas *bio* o herboristerías. ¿Se ha demostrado cuál es el valor de la sucralosa? ¿Aporta algún beneficio a los consumidores? ¿Realmente ayuda a perder peso como tantas veces se ha anunciado? ¿Es segura para el medioambiente? ¿Existen algunos estudios a largo plazo de sus efectos sobre las personas? Desafortunadamente, la respuesta a todas estas preguntas es un rotundo *no*.

La sucralosa pertenece a la «siguiente generación» de los sustitutos del azúcar de alta intensidad y se comercializa con la marca Splenda. Es un polvo blanco, cristalino, no calórico que tiene un sabor muy semejante al del azúcar blanco pero que es seiscientas veces más dulce.

CÓMO ELIMINAR LAS TOXINAS DE LOS ENDULZANTES ARTIFICIALES

- Revisa tu despensa y tu nevera, y deshazte de *todos* los productos que incluyan en su etiqueta cualquiera de los siguientes endulzantes artificiales: aspartamo, acesulfame potásico (K), sacarina o sucralosa.
- Evita las siguientes marcas: Equal, Nutrasweet y Splenda.
- Evita cualquier producto «bajo en calorías», «dietético», «sin azúcar» y «sin azúcares añadidos». Todos ellos contienen endulzantes artificiales.
- Reemplaza los endulzantes artificiales por endulzantes naturales, como por ejemplo, néctar de agave, xilitol, o miel cultivada cerca de tu localidad.
- Y si es posible, utiliza productos de origen biológico.
- Sustituye las bebidas dietéticas por agua purificada, limpia y pura.
- Limpia tu tracto intestinal de forma regular.
- Limpia tu hígado y vesícula para desintoxicar tu cuerpo.

Para obtener más información sobre los efectos tóxicos de los endulzantes artificiales, visita: www.sweetpoison.com.

El aspartamo, comercializado habitualmente bajo las marcas Equal o Nutrasweet, es otro peligroso aditivo químico utilizado en los alimentos. Existen al menos seis mil productos en todo el mundo que contienen aspartamo: las bebidas «dietéticas» carbonatadas y no carbonatadas, el yogur, los budines o pasteles, los edulcorantes de mesa, los chicles, los alimentos congelados e incluso las vitaminas y los caramelos o pastillas para la tos. El aspartamo se ha asociado a noventa y dos efectos secundarios documentados, entre los cuales se incluyen espasmos musculares, adormecimiento de las piernas, dolores punzantes, síndrome premenstrual, calambres, vértigo, mareos, dolores de cabeza y jaquecas, dolor en las articulaciones, visión borrosa, pérdida de memoria, ansiedad, depresión, náuseas, vómitos, diarrea, palpitaciones cardíacas o convulsiones. También se ha vinculado con el cáncer, la enfermedad de Alzheimer, la diabetes, la hipertensión, la esclerosis múltiple, la esclerosis lateral amiotrófica y el síndrome de fatiga crónica.

¿DE QUÉ FORMA AFECTA LA CAFEÍNA AL COLON?

La cafeína es un compuesto altamente adictivo de la que dependen muchas personas para potenciar su energía. Normalmente la encontramos en el té, el café y el cacao, pero también se añade a muchos refrescos. La cafeína es un estimulante de efecto rápido que actúa impidiendo que la adenosina le comunique al cerebro que se relaje. El resultado es un aumento antinatural de la energía. Con el paso del tiempo el cerebro aprende el mensaje y demanda cantidades cada vez mayores de cafeína para producir el mismo incremento de energía y agudeza mental. Por eso la cafeína es adictiva.

> **¿Sabías que** se estima que solo una taza de café tiene más de dos mil productos químicos, muchos de los cuales son irritantes gastrointestinales y agentes cancerígenos?

Seis de los siete refrescos más populares contienen cafeína. Es muy fácil estar «enganchado» si consumes este tipo de bebidas desde que eras muy joven. Hoy en día hay máquinas expendedoras de refrescos en los colegios y en las cafeterías, en todas las esquinas. Estamos creando una generación de individuos dependientes de esta sustancia tóxica. Las bebidas carbonatadas pueden deshidratar el cuerpo e interferir en el proceso digestivo. Y en última instancia, los líquidos con cafeína alargan el tiempo del tránsito intestinal, causando impactación fecal en las paredes del colon. La cafeína también interfiere en la absorción de magnesio, que es esencial para que los movimientos intestinales sean regulares.

El café sobrestimula el sistema digestivo y puede tener un efecto laxante transitorio que causa que los intestinos eliminen los residuos antes de que el organismo haya tenido tiempo de procesar y aprovechar el agua y los nutrientes. Esta situación provoca con frecuencia un estado constante de deshidratación y mala nutrición entre los adictos al café. Los mismos efectos se pueden observar en personas que suelen beberlo descafeinado. El café también es altamente ácido y puede dar lugar a una producción excesiva de ácidos estomacales, condición que produce una grave irritación en los intestinos. Créase o no, se ha demostrado que el café descafeinado es todavía más ácido que el normal. Y para empeorar las cosas, esta sobreproducción de ácidos combinada con los efectos laxantes del café puede causar que una mayor cantidad de ácidos estomacales pasen a los intestinos, con el riesgo potencial de que las paredes intestinales sufran daños irreversibles.

> **Nota del médico:** Eliminar progresivamente la cafeína de tu dieta puede aliviar los siguientes problemas de salud: síndrome del intestino irritable, reflujo ácido, úlceras estomacales, diarrea, enfermedad de Crohn, tensión alta, colitis ulcerosa, problemas de sueño y ansiedad.

Mucha gente está convencida de que *necesita* el café para afrontar el día. Sin embargo, superar la adicción al café es una de las mejores cosas que puedes hacer para tener un colon más saludable. Yo recomiendo eliminarlo de forma progresiva y consumir sustitutos de café. Reemplazar el café por bebidas alternativas es lo mismo que tomar infusiones de hierbas en lugar de té. Las bebidas sustitutas del café tienen el beneficio añadido de carecer de cafeína. Normalmente, son una combinación de cereales, frutas deshidratadas y frutos secos, una mezcla molida con sabores naturales (que no incluye soja ni GMS). Estos sustitutos del café se presentan en fórmulas instantáneas o para preparar en cafeteras. Tienen una amplia variedad de sabores: vaina de vainilla, java, avellanas, chocolate con menta, *amaretto* de almendras y otros similares. Una buena forma de hacer la transición es mezclar el café normal con un sustituto del café. Si normalmente utilizas cuatro cucharadas de café molido, durante la primera semana prueba a usar tres cucharadas de café con una cucharada de sustituto. Luego puedes avanzar de forma paulatina hasta que hayas eliminado por completo el café normal.

No te recomiendo consumir café ni té descafeinados porque en el procedimiento destinado a eliminar la cafeína se utilizan agentes cancerígenos.

¿Eres adicto a la cafeína? Trata de suprimir el consumo diario durante varios días y dedícate a observar si experimentas síntomas de abstinencia, como por ejemplo cambios de humor, dolores de cabeza y cansancio. Si se producen, no te preocupes, pues los síntomas son transitorios y puedes reducirlos de forma significativa si bebes abundantes cantidades de agua y utilizas un limpiador intestinal con oxígeno.

¿DE QUÉ FORMA EL ALCOHOL PRODUCE TOXINAS EN EL COLON?

El alcohol representa un grave riesgo para la salud de los seres humanos. Se estima que más de cien millones de personas en los Estados Unidos consumen alcohol de forma habitual, y uno de cada diez bebedores tiene problemas importantes debido a las bebidas alcohólicas. Estas bebidas interrumpen varios procesos orgánicos, incluidas las funciones hepáticas y las del tracto intestinal.

Sugerencia del médico: Las resacas son provocadas por los efectos deshidratantes del alcohol, combinados con los efectos tóxicos de una sustancia química que se crea de forma natural durante la fermentación del alcohol o en alguna fase de su procesado. Algunos bebedores afirman que si toman limpiadores de colon con oxígeno antes de acostarse después de haber bebido, los efectos de la resaca se reducen en un 75%.

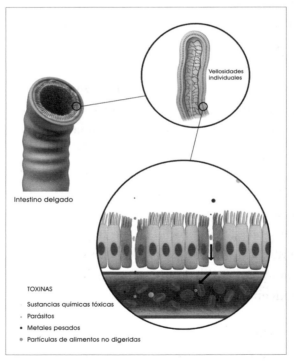

Figura 16. Síndrome del intestino permeable

El alcohol es una droga. Si la adicción no recibe tratamiento, sus efectos pueden dar lugar a un proceso canceroso generado por un daño irreversible de los órganos vitales; enfermedades gastrointestinales, irritación o úlceras; candidiasis o un desarrollo excesivo de las levaduras; disfunciones sexuales; sobrecarga del sistema inmunitario; enfermedades hepáticas; nutrición deficiente, y estados de ansiedad y depresión.

El alcohol también está vinculado con los trastornos gastrointestinales porque daña el revestimiento mucoso de los intestinos e interrumpe las funciones enzimáticas digestivas de la parte superior del tracto gastrointestinal. Esta situación provoca que en el organismo haya más ácido clorhídrico del que puede utilizar. Como consecuencia, el estómago se inflama y se forman úlceras. Los alimentos no se alcalinizan y los ácidos terminan por perjudicar el revestimiento intestinal. Esto puede provocar el síndrome del intestino permeable, en el cual las toxinas no digeridas pasan al flujo sanguíneo a través de las paredes intestinales. El alcohol también deteriora la capacidad del cuerpo para absorber los nutrientes esenciales, incluidas las vitaminas A, B, C, D y K, además del calcio, el cinc y el ácido fólico.

CÓMO ELIMINAR LAS TOXINAS PROCEDENTES DEL ALCOHOL

- Elimina o reduce drásticamente el consumo de alcohol.
- Desintoxica y limpia tu organismo. Esto ayudará a que desaparezca la necesidad de beber alcohol.
- Reduce al máximo tu hábito de beber y plantéate beber solamente una noche a la semana. Las bebidas alcohólicas menos nocivas son la cerveza sin filtrar o el vodka.
- Bebe más cantidad de agua con vinagre de manzana biológico en lugar de una bebida alcohólica.
- Si tu adicción al alcohol es un problema, busca ayuda.

- Toma suplementos con cinc y calcio (en forma de orotato).
- Recuerda cómo te sientes a la mañana siguiente después de haber bebido alcohol.
- Enseña a tus hijos cuáles son los efectos a corto y largo plazo del consumo de alcohol. Hazles un favor y no los dejes beber. El alcohol es un veneno.
- Practica ejercicio de forma regular: la actividad física aumenta la producción de endorfinas y potencia la energía de forma natural.
- Toma un limpiador intestinal con oxígeno de buena calidad antes de irte a dormir en esas noches que consumes alcohol.
- Una limpieza de colon por semana puede reducir los efectos del alcohol sobre la mucosa intestinal y también prevenir el síndrome del intestino permeable y la fermentación de los alimentos.
- Te recomiendo que hagas tres limpiezas consecutivas de hígado y vesícula para eliminar los depósitos grasos y desintoxicar el hígado (ver la sección «Recursos»).

Capítulo 7

CÓMO ELIMINAR DEL COLON LAS TOXINAS PROCEDENTES DEL AGUA Y EL AIRE, LOS FÁRMACOS Y EL ESTRÉS, LOS METALES PESADOS Y LOS PARÁSITOS

Después de leer el capítulo anterior, es muy probable que hayas considerado seriamente reducir la amplia variedad de toxinas que entran en tu organismo a través de los alimentos y las bebidas. Tal vez ya hayas dado algunos pasos para combatirlas; si es así, ¡enhorabuena! Es posible que hayas percibido una mejoría en tu salud, en especial si has hecho una limpieza de colon (o dos, o tres) además de mejorar tus hábitos alimentarios de forma generalizada.

En este capítulo aprenderás algunas cosas sobre otras sustancias tóxicas a las que estás expuesto mientras respiras profundamente al pasear por la calle, bebes un vaso de agua del grifo, cocinas en una cacerola de metal, chateas con tu teléfono móvil o tomas un plato de *sushi* en un restaurante de reputación dudosa. A medida que obtienes más información sobre las toxinas omnipresentes en tu entorno puedes beneficiarte con las sugerencias que te ofrezco para reducir tu exposición a ellas. (En la sección «Recursos» encontrarás productos, servicios e información adicionales). Estás en el buen camino para mejorar tu salud.

ELIMINAR LAS TOXINAS PROCEDENTES DEL AIRE

Intenta vivir sin oxígeno. Es el elemento más abundante que hay en nuestro cuerpo, y representa alrededor del 63 % de nuestro peso corporal. Podemos vivir varias semanas sin alimentos, y hasta tres días sin beber agua, pero el cerebro muere al verse privado de oxígeno durante solamente seis minutos. Prácticamente la mitad del oxígeno del mundo procede de los árboles, hierbas y otras plantas, y la otra mitad del fitoplancton del océano. Los hábitos destructivos de la humanidad están agotando rápidamente estas dos fuentes de oxígeno.

Al quemar carbón y aceite se libera dióxido de carbono en la atmósfera, y la capa de ozono protectora se ve afectada debido a que una excesiva radiación ultravioleta B puede atravesar las zonas más finas. Estos rayos se infiltran en el océano e interfieren en la capacidad de producir oxígeno del fitoplancton. Y lo que es peor, en todo el mundo se cortan al menos unas cuarenta hectáreas de árboles por minuto. La consecuencia es que los niveles de oxígeno siguen agotándose y los de dióxido de carbono se elevan.

La exposición a una excesiva cantidad de dióxido de carbono impide que los glóbulos rojos de los pulmones absorban el oxígeno que luego pasa a otras zonas del cuerpo. El oxígeno es necesario para oxidar las sustancias químicas y otras toxinas que hay en el interior del organismo, por lo tanto es indispensable para mantener la salud del colon. La investigadora de la salud medioambiental, Sara Shannon afirma: «Nuestra evolución se inició en una atmósfera que contenía un 38 % de oxígeno. Ahora, debido a la pérdida de bosques y del plancton de los océanos, dos de las fuentes que producen oxígeno, las mediciones de oxígeno revelan que su nivel ha bajado hasta un 12 %, y un 15 % en las zonas más industrializadas. Esta situación está contribuyendo al malestar generalizado que muchas personas experimentan en nuestros días».

¿DE QUÉ FORMA PUEDE EL AIRE CAUSAR UN COLON TÓXICO?

El individuo medio respira alrededor de treinta mil veces al día. Cada una de sus respiraciones puede generar potencialmente más daño que beneficio. El aire que respiramos no solo está perdiendo su contenido vital de oxígeno, sino que además se está cargando de una gran cantidad de toxinas nocivas. Recuerda que la salud del colon depende de que el cuerpo obtenga el oxígeno suficiente para que la eliminación de las toxinas se realice de la forma apropiada. ¿Y cómo puede el colon eliminar las sustancias químicas y otros materiales tóxicos cuando el cuerpo se ve obligado a gestionar simultáneamente una cantidad ingente de toxinas y una cantidad insuficiente de oxígeno?

A estas alturas ya estás familiarizado con muchas de las toxinas a las que normalmente estamos expuestos en el mundo exterior. Los efectos perniciosos del dióxido de carbono, del dióxido sulfúrico y de otras innumerables sustancias químicas producidas por las industrias modernas (minería, transporte, energía eléctrica, explotación de canteras, agricultura, etc.) están muy bien documentados. Aunque sabemos que son perjudiciales, la realidad es que un individuo tiene poco control sobre esos contaminantes agresivos que están tan extendidos. De manera que en esta sección, al menos por el momento, en lugar de concentrarme en los contaminantes presentes en el *exterior* que abundan en nuestro mundo industrializado, destacaré un conjunto de toxinas menos evidentes que pueden impregnar el aire que respiramos en los ambientes *interiores* donde pasamos la mayor parte del día.

La parte más aterradora de todo esto es que *la mayoría de las toxinas que absorbemos están en el aire que hay en el interior de los edificios.*

Piensa en la cantidad de tiempo que cada uno de nosotros permanece en el interior, ya sea en casa, en el trabajo o la escuela, en tiendas, en centros comerciales, etcétera. Estos lugares son a menudo un paraíso para sustancias como el humo, el mildiú, el moho, los ácaros del polvo, la caspa de las mascotas o los vapores de las pinturas.

DATOS IMPORTANTES SOBRE LA CALIDAD DEL AIRE EN EL INTERIOR DE LOS EDIFICIOS

* El estadounidense medio pasa alrededor del 90% de su vida en el interior.
* El aire contaminado de los ambientes interiores provoca o exacerba la mitad de todas las enfermedades que sufrimos.
* El aire del interior es hasta diez veces más peligroso que el aire del exterior.
* La mayoría de los edificios (hogares, oficinas y colegios) han sido diseñados para ser herméticos. Esto favorece que los contaminantes se queden atrapados en su interior y que los agentes purificadores naturales, como son el ozono y los iones negativos, no puedan entrar en ellos.
* Las casas con aislamientos muy herméticos albergan más alérgenos que las que tienen un aislamiento corriente.
* Los bebés que juegan y andan a gatas sobre un suelo normal están expuestos a las partículas procedentes de agentes contaminantes como el moho, el mildiú y los ácaros del polvo. Un solo día de exposición a estos agentes equivale a cuatro cigarrillos para los pulmones de un bebé.

La cantidad de toxinas del colon procedentes del aire que hay en el interior de los edificios es alarmante. Estas toxinas pueden tener origen químico o proceder de organismos vivos (tales como la caspa de los animales o las esporas del moho). Te estarás preguntando qué cantidad de toxinas procedentes del aire están presentes en tu colon. Tus vías aéreas están revestidas con sustancias mucosas, y cuando respiras la mayoría de las toxinas se adhieren a los revestimientos mucosos de los senos paranasales y las vías respiratorias. Esas mucosidades y todas esas toxinas pasan luego a la garganta y son ingeridas. A continuación, pasan al estómago y finalmente al tracto intestinal y al colon. Algunas son absorbidas a través de los pulmones y van a parar directamente al flujo sanguíneo.

¿POR QUÉ SON LAS TOXINAS QUÍMICAS UN PELIGRO EN EL INTERIOR DE LOS EDIFICIOS?

¿Cómo puede ser el aire interior mucho más peligroso para nosotros que el aire del exterior, cuando allí fuera hay industrias y vehículos que emiten gases contaminantes? Lo que sucede es que en los ambientes exteriores las sustancias químicas tóxicas se disipan en el aire y los espacios abiertos. Ahora piensa en cómo son la mayoría de los ambientes interiores; en general son edificios que tienen cuatro paredes, suelo y cielo raso y *probablemente* un puñado de ventanas que ni siquiera se abren. Las sustancias químicas presentes en el aire están literalmente atrapadas en el interior de los hogares, oficinas y otros ambientes cerrados, y no tienen otro lugar adonde ir más que tu cuerpo.

CÓMO ELIMINAR LAS TOXINAS DE LOS COMPUESTOS ORGÁNICOS VOLÁTILES

- Compra pinturas que no sean tóxicas fabricadas por empresas de productos alternativos.
- Empieza a utilizar productos de limpieza para la casa que no sean tóxicos. Abre las ventanas o utiliza extractores con frecuencia para reducir la circulación de vapores o partículas.
- Elimina productos químicos viejos o innecesarios. (Debes tirarlos en un sitio de recogida de residuos tóxicos).
- Lee las etiquetas de todos los productos. Ten mucho cuidado con los que contienen cloruro de metileno (como, por ejemplo, los envases de pintura en aerosol y los productos decapantes).

- Utiliza un buen sistema de purificación de aire que incluya filtros HEPA, con iones negativos y UV.
- Evita la limpieza en seco para tu ropa o recurre a un tinte que utilice productos naturales.
- Emplea siempre una mascarilla y guantes cuando manipules productos que contengan compuestos orgánicos volátiles.
- Limpia regularmente tus intestinos, hígado y vesícula.

Ver la sección «Recursos».

¿QUÉ TIPOS DE TOXINAS QUÍMICAS PUEDEN IMPREGNAR EL AIRE INTERIOR?

De acuerdo con la Agencia de Protección del Medioambiente (EPA, por sus siglas en inglés): «En los programas que estudian los residuos peligrosos, en términos de volumen la pintura es la categoría más importante de todos los productos peligrosos que entran en una casa». La pintura, especialmente si es antigua, puede ser extremadamente peligrosa para el cuerpo humano. Si tienes latas de pintura vieja en el garaje o en el sótano, te recomiendo que te deshagas de ellas. Las pinturas que contienen plomo se usaban de manera habitual hasta 1977, cuando finalmente fueron prohibidas por la Comisión para la Seguridad de los Productos de Consumo de los Estados Unidos, que reconoció el riesgo de envenenamiento que supone la ingestión involuntaria de residuos de pintura, sea en forma de polvo o de pequeños fragmentos. El mercurio, un material que también es muy tóxico, se utilizó hasta 1990 como conservante para muchas pinturas al látex hasta que su uso como componente para pinturas de interior fue prohibido por la EPA. Respirar, aunque sea una sola vez, los vapores de mercurio puede envenenar el cuerpo y desencadenar una amplia gama de síntomas, entre los que se encuentran el dolor abdominal y la diarrea.

Ahora que el plomo y el mercurio se han prohibido, ¿las pinturas de interior son totalmente seguras? La verdad es que no. La mayoría de las pinturas (incluso las pinturas al látex) liberan en el aire sustancias químicas conocidas como compuestos orgánicos volátiles (COV) que pueden ser extremadamente tóxicos. Los COV tienen altas presiones de vapor, lo que les permite evaporarse rápidamente y alcanzar la atmósfera. Día tras día, millones de personas inhalan estos compuestos tóxicos que causan irritación en los ojos, la nariz y la garganta; dolores de cabeza o jaquecas; pérdida de coordinación; náuseas y daños en el hígado, los riñones y el sistema nervioso central. Se ha demostrado que algunos COV causan cáncer en animales, y además se sospecha, o se conoce, que pueden producir cáncer en los seres humanos.

Los niveles de COV son generalmente diez veces superiores en el interior que en el exterior. La pintura recientemente aplicada en un ambiente interior puede producir una cantidad mil veces superior de estos compuestos. Sin embargo, la pintura no es la única fuente de COV; de hecho, hay toneladas de productos de uso cotidiano que emiten estos gases orgánicos tan perniciosos. La EPA nos ofrece ejemplos de productos utilizados habitualmente: «...decapantes de pinturas y otros solventes; productos para conservar la madera; aerosoles; productos de limpieza y desinfectantes; antipolillas y ambientadores; combustibles y productos para vehículos que están almacenados; prendas sometidas a una limpieza en seco; artículos de entretenimiento; materiales de construcción y de tapicería; equipamiento para oficinas, como copiadoras e impresoras, productos para corregir textos, artículos que incluyen pegamentos y adhesivos; papel autocopiante sin carbón; materiales para trabajos manuales; rotuladores permanentes, y soluciones fotográficas».

Pese a que es imposible eliminar completamente la exposición a todos los productos que contienen COV, de cualquier modo puedes dar algunos pasos para reducir tu exposición y la de tu familia en tu propia casa. Cuantas más toxinas puedas eliminar de tu entorno, más sanos estaréis tú y tu colon.

¿DE QUÉ FORMA EL HUMO DEL TABACO PUEDE DAÑAR EL COLON?

Hoy en día todo el mundo es consciente de los efectos tóxicos del humo del tabaco para los pulmones. Es de sobra conocido que los aditivos y los productos químicos presentes en el humo del tabaco pueden provocar cáncer de pulmón. Pero lo que no está tan divulgado es el vínculo existente entre los cigarrillos y el cáncer colorrectal. El humo del tabaco produce agentes cancerígenos en el colon, y además aumenta el tamaño de los pólipos presentes en él. Es este un tema bastante serio porque básicamente cuanto más aumenta un pólipo, mayor es el riesgo de sufrir cáncer. El hábito de fumar puede representar prácticamente un 12 % de los cánceres de colon y de recto que son mortales.

Esto parece tener una solución rápida, ¿no es así? Evitar las toxinas que llegan al colon a través del humo del tabaco dejando de fumar. Suena razonable, pero desafortunadamente hay que considerar el factor del *tabaquismo pasivo*. La exposición pasiva al humo del tabaco, conocida también como humo del tabaco ambiental, puede provocar la acumulación de toxinas en personas que no fuman e incluso dañar los genes y provocar cáncer de colon. El riesgo de sufrir cáncer debido al humo del tabaco ambiental es aproximadamente cien veces superior al que representan los contaminantes presentes en los espacios abiertos. Esto es especialmente inquietante en una sociedad donde una de cada cuatro personas fuma. Los no fumadores pueden estar potencialmente expuestos a las toxinas del humo del tabaco en su casa, en el trabajo, en restaurantes, en parques o plazas y en otros espacios públicos.

Por fortuna, ya se ha producido un importante cambio en las políticas referidas al tabaco. Hasta el momento, catorce estados de Estados Unidos han implementado leyes antitabaco muy importantes, y nueve de ellos prohíben fumar prácticamente en todos los ambientes laborales. Esto es alentador; no obstante, todavía tenemos un largo camino por recorrer. Los niños y los adultos no fumadores siguen sufriendo los efectos perniciosos del humo ambiental en sus propios hogares. Alrededor del 60 % de los niños menores de cinco años pertenecen a una familia donde al menos uno de sus miembros es fumador. Los niños son especialmente sensibles al humo del tabaco ambiental porque sus órganos en desarrollo son más vulnerables.

CÓMO ELIMINAR LAS TOXINAS DEL HUMO DEL TABACO

- Deja de fumar. La hipnosis o un grupo de apoyo pueden ser de gran ayuda.
- Evita fumar en casa.
- Cuando sientas la urgente necesidad de fumar, trata de distraerte con una actividad, un *hobby* o un breve paseo.
- Pide a los fumadores que fumen fuera de la casa.
- Cuando vayas a algún evento en un espacio público o a comer a un restaurante, asegúrate con anticipación de que sean espacios libres de humo, o que al menos tengan zonas destinadas a los no fumadores.
- Nunca fumes cerca de un niño, ni siquiera en el exterior.
- Si te resulta imposible dejar de fumar, fuma tabaco orgánico totalmente natural.
- Desintoxica tu cuerpo de las toxinas acumuladas con una limpieza intestinal, del hígado y de la vesícula para eliminar los metales pesados.
- Repite la siguiente afirmación a lo largo del día: «No soy fumador/a».

TOXINAS PROCEDENTES DE LOS CONTAMINANTES BIOLÓGICOS PRESENTES EN EL AIRE

La EPA define los contaminantes biológicos como «organismos vivos o sus derivados». Entre ellos se incluyen el moho, el mildiú, las bacterias, los ácaros del polvo, la caspa de los animales y los virus. La exposición regular a cualquiera de ellos puede provocar la acumulación de toxinas en el colon, lo que como ya sabemos puede dar lugar al desarrollo de graves enfermedades. Los niños, las personas mayores y todos aquellos que tienen sistemas inmunitarios

debilitados son especialmente vulnerables a los contaminantes biológicos presentes en el aire.

Hay muchas personas que sufren los efectos de los alérgenos
que hay en el exterior, como puede ser el polen de varias especies
vegetales. Y también hay muchas que son alérgicas a un gran abani-
co de contaminantes biológicos tóxicos presentes en el interior de
los edificios. Vamos a echar un vistazo a algunos de los organismos
más comunes que se desarrollan y viven en ambientes interiores, y
luego te enseñaré a eliminarlos de tu entorno.

Toxinas procedentes del moho y del mildiú en tu hogar

Piensa en cuándo fue la última vez que limpiaste tu cuarto de
baño y utilizaste un producto de limpieza tóxico para eliminar ese
desagradable moho negro y el mildiú de los azulejos de la ducha.
¿Sabes una cosa? En ese momento tu cuerpo fue bombardeado por
un gran número de toxinas procedentes de las sustancias químicas
que contiene el producto lim-
piador, además de las esporas
de moho presentes en el aire
que inhalaste durante la limpieza.

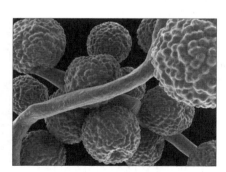

¿Cuál es la diferencia entre el moho y el mildiú? Son
muy similares, y los términos
a menudo se utilizan indistin-
tamente. El moho está com-

Figura 17. Esporas de moho

puesto por hongos microscópicos que proliferan en los ambientes
húmedos, sea en el interior o en el exterior. El moho que crece en
la zona de la ducha o de la bañera normalmente se conoce como
mildiú. Tanto el mildiú como el moho se reproducen en el aire
mediante esporas que constantemente buscan más humedad. Por
este motivo proliferan en las zonas de la casa donde hay superficies
húmedas: paredes (interiores y exteriores), armarios y otras zonas

mal ventiladas donde la humedad puede condensarse y formar un terreno propicio para su desarrollo.

Nota del médico: El moho puede ser la causa de prácticamente todas las infecciones crónicas de los senos paranasales, que afectan a treinta y siete millones de estadounidenses.

El moho crece naturalmente en el exterior, de manera que es previsible que algunas esporas que flotan en el aire consigan encontrar el camino hacia los ambientes interiores. El problema reside en que las colonias que habitan en el interior se multiplican y liberan millones de esporas que alcanzan concentraciones cientos de veces superiores a las que hay fuera. La exposición a las toxinas del moho se ha asociado a trastornos respiratorios, y también a náuseas y diarrea.

CÓMO ELIMINAR LAS TOXINAS PROCEDENTES DEL MOHO Y DEL MILDIÚ

- *Controlar la humedad es la clave para eliminar el moho en los ambientes interiores.* Limpia bien las filtraciones y las zonas donde se condensa la humedad.
- Cuando sea necesario, utiliza un deshumidificador para eliminar la humedad del aire. Si vives en una zona muy húmeda, debes usarlo dos veces por semana.
- Emplea el aire acondicionado cuando sea necesario y asegúrate de cambiar el filtro con frecuencia.
- Utiliza un ventilador para airear el cuarto de baño mientras te estás duchando.
- En Australia se utiliza habitualmente aceite del árbol del té en los sistemas de ventilación para controlar la proliferación de bacterias y moho.
- Llama a un profesional para que compruebe si en tu casa hay esporas de moho, particularmente si vives en una zona húmeda.

* Utiliza un buen sistema de purificación de aire que incluya filtros UV, con iones negativos y HEPA. Una lámpara UV germicida es lo más efectivo para destruir microorganismos como los virus, las bacterias y los hongos (incluido el moho).

Consulta la sección «Recursos».

Toxinas procedentes de la caspa de las mascotas

La caspa de los animales es similar a la que pueden desarrollar los humanos. La caspa está formada por las células muertas de la piel de un animal que se desprenden de su cuerpo. Las mascotas de mayor edad tienden a tener más caspa que las más jóvenes, porque su piel es más seca debido al envejecimiento de las glándulas sebáceas. La caspa puede acumularse en toda la casa, aunque es más factible que se concentre en las zonas donde duerme el animal, como pueden ser moquetas, camas, sofás y otros muebles tapizados. Esas células que se desprenden de la piel flotan en el aire y es muy fácil inhalarlas o tragarlas, por lo que terminan en el interior del cuerpo. Recuerda que prácticamente *la totalidad* de las toxinas a las que estás expuesto cada día se filtran a través de tu revestimiento intestinal.

En siete de cada diez hogares hay gatos o perros, y uno de cada diez individuos es alérgico a sus mascotas. La Sociedad Humanitaria de los Estados Unidos informa que aproximadamente dos millones de personas que tienen alergia a los gatos viven en una casa donde hay al menos uno. Eso significa que hay un abrumador número de individuos que inhalan partículas tóxicas a diario innecesariamente. Si en la casa vive alguien muy alérgico a la caspa de las mascotas, lo mejor es mantener las habitaciones lo más limpias posible.

CÓMO ELIMINAR LAS TOXINAS DE LA CASPA DE LAS MASCOTAS EN EL INTERIOR DE NUESTRA CASA

- Si es posible, mantén a tus mascotas en el exterior o en una zona especial de la casa donde colocarás un purificador de aire.
- Evita que las mascotas se suban a los muebles y accedan a las habitaciones alfombradas o enmoquetadas de la casa.
- Designa al menos una habitación, que puede ser el dormitorio, en la que no puedan entrar las mascotas.
- Lávate las manos cuidadosamente después de estar con tu gato o perro.
- Baña a tus mascotas en el exterior una vez por semana; utiliza un champú que no contenga sustancias químicas y que sea de buena calidad. Esto puede reducir la caspa en más de un 80%.
- Cepilla a tus mascotas en el exterior tres o más veces por semana para evitar que la caspa prolifere.
- Cambia el filtro del aparato de aire acondicionado una vez al mes para impedir la recirculación de la caspa.
- Aspira y limpia con frecuencia toda la ropa de cama con un jabón natural. La aspiradora debería estar equipada con un filtro HEPA.
- Utiliza un buen sistema de purificación de aire que incluya filtros UV, de iones negativos y HEPA.
- Procura hacerte limpiezas regulares de colon.

Toxinas procedentes de los ácaros del polvo

Con solo un milímetro de largo, el ácaro del polvo es prácticamente invisible y vive en todas las casas del planeta. Estrechamente relacionadas con las arañas y las garrapatas, estas criaturas de ocho patas viven y se reproducen en la ropa de cama, en las cortinas, en los felpudos y alfombrillas, en las moquetas y en la ropa vieja. Los ácaros del polvo se alimentan de la caspa animal así como también de las células muertas de los seres humanos. Un ácaro del polvo vive entre dos y cuatro meses, y en ese periodo produce alrededor de dos mil deyecciones. Sus deposiciones son altamente tóxicas y cuando entran en el organismo a través de las vías respiratorias, o por la boca, pueden acumularse en el tracto intestinal.

En un solo gramo de polvo de una casa puede haber treinta mil ácaros del polvo. Un estudio publicado en el *Journal of Allergy and Clinical Immunology* descubrió que el 84 % de los hogares contienen cantidades detectables de ácaros del polvo en la ropa de cama. Las casas antiguas, los hogares donde hay moho y las viviendas con dormitorios muy húmedos son los que normalmente tienen los mayores niveles de ácaros.

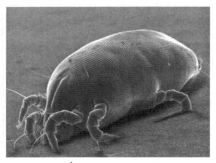

Figura 18. Ácaro del polvo

¿Sabías que tu colchón puede alojar entre cien mil y diez millones de ácaros del polvo? Estos ácaros pueden representar un 10 % del peso de una almohada utilizada durante seis años. Deberías pensar en ello, pues pasas prácticamente un tercio de tu vida en la cama.

Una investigación realizada en la Universidad Clemson revela que *los ácaros del polvo son la segunda causa de las reacciones alérgicas* (la primera es el *polen*). Es preciso utilizar un microscopio para ver los ácaros del polvo.

CÓMO ELIMINAR LAS TOXINAS PROCEDENTES DE LOS ÁCAROS DEL POLVO

- Utiliza un deshumidificador dos o tres veces por semana para reducir la humedad en tu casa. A los ácaros del polvo les gustan los sitios húmedos y templados, de manera que debes intentar que la humedad de tu hogar sea inferior al 50 %.

- Usa persianas y estores de madera o plástico, en lugar de cortinas o visillos de tela.
- Compra nuevas almohadas todos los años para evitar la acumulación de las deposiciones que dejan los ácaros del polvo y emplea colchones y fundas de almohada de algodón orgánico (generalmente solo pueden adquirirse a través de Internet).
- Lava la ropa de cama semanalmente en agua muy caliente (a unos 50 °C) con un jabón para la colada que sea natural. Cuando laves ropa de cama, cortinas, alfombrillas o tapetes, puedes añadir también aceites esenciales de árbol del té y eucalipto en el ciclo de centrifugado.
- Utiliza un ciclo de mucho calor para secar la colada.
- Sustituye la moqueta por un suelo entarimado o una alfombra de lana que no sean tóxicos.
- Pasa la aspiradora con frecuencia, pero asegúrate de que las personas que son muy alérgicas al polvo estén fuera de la casa mientras lo haces.
- Utiliza una aspiradora que tenga filtro HEPA y cámbialo con frecuencia.
- Usa un buen sistema de purificación de aire que incluya filtros UV, iones negativos y HEPA.
- Hazte limpiezas de colon de manera regular.

VAMOS A REPASAR

Los contaminantes presentes en el aire, como son el moho, el mildiú, el humo, los compuestos orgánicos volátiles, los ácaros del polvo y la caspa de las mascotas, contribuyen a que doscientas mil toxinas entren en tu cuerpo cada día.

Afortunadamente, hay algunas cosas que puedes hacer para mejorar la calidad del aire en los ambientes interiores. Si aplicas las siguientes sugerencias y comienzas progresivamente a eliminar estas toxinas para proteger a tu familia y a ti mismo, puedes reducir la exposición diaria a las toxinas presentes en el aire, ¡en un alucinante 90 %!

SUGERENCIAS PARA LIMPIAR EL AIRE DE TOXINAS

- Coloca plantas con capacidad para absorber las toxinas en cada habitación de tu casa y oficina. Las siguientes plantas pueden absorber las toxinas del aire que abundan en el interior de los edificios: potos, helechos, hiedra, palma areca, crisantemos, cintas, *dracaenas* (tronco de Brasil), palmera de bambú, espatifilo y lirios.
- Utiliza ambientadores naturales que no contengan productos químicos. Diluye los siguientes aceites esenciales en agua destilada para pulverizarlos en tu hogar y oficina: árbol del té, citronela, lavanda, hierba de limón y naranja.
- Abre las ventanas ligeramente cuando llueve para que circule aire fresco, limpio y rico en oxígeno.

ELIMINAR LAS TOXINAS DEL AGUA

El agua de nuestro cuerpo nos ayuda a que todo siga funcionando adecuadamente, reduce el riesgo de sufrir estreñimiento y favorece la regularidad de los movimientos intestinales. El agua también es necesaria para que el cuerpo limpie las toxinas que se acumulan en el hígado, los riñones y el colon. Igualmente importante es la capacidad que tiene el agua para ayudarnos a absorber los nutrientes, en particular las vitaminas solubles en agua. Cuando el cuerpo no recibe un suministro de agua suficiente, el colon intenta producirla extrayéndola de las heces. Materia fecal sin agua, ¿cómo se deletrea eso? E-S-T-R-E-Ñ-I-M-I-E-N-T-O. En estas condiciones resulta más difícil eliminar las heces, y el revestimiento de los intestinos puede resultar irritado o incluso dañado. Un colon deshidratado de manera crónica no produce movimientos intestinales sanos, y puede ser la causa de trastornos intestinales más graves.

El agua es el secreto de la vida. Toda forma conocida de materia viviente la necesita para sobrevivir. El cuerpo humano está formado aproximadamente por un 70 % de agua; el 30 % restante es materia sólida. Tanto la sangre como la materia gris del cerebro están formadas por alrededor de un 80 % de agua. Nuestros pulmones, que están estrechamente vinculados con el aire, tienen casi un 90 % de agua. Por lo tanto, no debe sorprendernos que comencemos a encontrarnos mal y a sentirnos débiles o lentos cuando nuestros cuerpos no reciben un aporte suficiente de agua.

Casi todos los procesos corporales necesitan agua, incluidas la digestión y la eliminación de residuos. ¿Sabías que la cantidad de agua que bebemos (o que no bebemos) diariamente desempeña un papel fundamental en la posibilidad de tener o no tener un colon tóxico? ¿Por qué es tan importante el agua?

Muchas personas ingieren bastantes líquidos a lo largo del día, pero muy pocas beben suficiente agua. Los refrescos y el agua *no* son lo mismo, especialmente en lo que concierne a la salud digestiva. No estamos hechos de refrescos, café ni alcohol, sino principalmente de agua. En realidad, los refrescos y el café que consumimos durante el día deshidratan el cuerpo y aumentan el estrés de los órganos internos encargados de limpiar el organismo, como son el colon y el hígado. *Hasta un 90 % de la población está crónicamente deshidratada.*

Hay muchas personas que beben una cantidad adecuada de agua, aunque lamentablemente el agua que consumen procede con frecuencia de fuentes contaminadas. La EPA enumera más de ochenta contaminantes «regulados» hallados en el agua del grifo, incluidos el cloro, el flúor, el arsénico y numerosos pesticidas. La lista no incluye ciertas toxinas que no han sido reguladas, como por ejemplo el perclorato (una sustancia química presente en los combustibles de los cohetes).

Acaso estés pensando: «No necesito leer este capítulo porque yo bebo agua embotellada». Pero ¿qué sucede con toda esa agua tóxica que ingieren las vacas, los cerdos, los peces o los pollos, y que terminan en la carne que tú consumes? ¿Qué sucede con el agua utilizada para cultivar las hortalizas y frutas que ingieres? ¿O incluso con el agua que empleas para lavar los platos, las prendas de vestir y la ropa de cama? ¿Y qué hay del agua que usas cuando te duchas o cuando vas a la piscina? En todas estas situaciones, y en muchas más, puedes estar expuesto a las sustancias químicas presentes en el agua.

La consecuencia de beber agua del grifo es que los intestinos se llenan de toxinas, lo que impide que los nutrientes esenciales sean absorbidos por el organismo. Pero aunque no bebas agua del grifo sigues estando expuesto a las toxinas. Cuando te duchas durante quince minutos, tu cuerpo está expuesto a la misma cantidad de sustancias químicas y toxinas que si hubieras bebido siete vasos de agua del grifo. Por otra parte, el agua caliente de la ducha hace que los poros se dilaten y absorban todas esas toxinas de forma inmediata. De un modo similar, si un caluroso día de verano estás tumbado junto a una piscina y decides darte un chapuzón, al entrar en el agua tu piel absorberá grandes niveles de cloro, porque el calor dilata los poros.

Y tampoco estamos protegidos si bebemos agua embotellada. Se ha demostrado que algunos de los principales distribuidores de agua en realidad envasan agua del grifo y luego la venden al público. Eso significa que no siempre podemos confiar en las etiquetas, y que el agua que contienen las botellas no siempre está tan libre de sustancias químicas perniciosas como pensamos.

PRÁCTICAMENTE TODA EL AGUA QUE CONSUMIMOS CONTIENE ARSÉNICO

El arsénico es un metal pesado presente en la naturaleza. Es extremadamente tóxico y puede dañar el sistema nervioso humano, causar defectos congénitos y provocar diferentes tipos de cáncer. Esta sustancia es venenosa cuando se inhala, aunque la principal fuente de contaminación en todo el mundo es a través del suministro de agua. La Agencia Internacional de Investigación sobre el Cáncer ha determinado que el arsénico es un agente carcinógeno de categoría 1, lo que significa que definitivamente provoca cáncer.

El Consejo para la Defensa de los Recursos Nacionales (NRDC, por sus siglas en inglés) estima que más de treinta y cuatro millones de estadounidenses consumen agua con una concentración de arsénico tan alta que se puede considerar cancerígena. El arsénico se introduce en el cuerpo a través del tracto intestinal, y si no es eliminado debilita el sistema inmunitario y favorece las enfermedades intestinales.

PRÁCTICAMENTE TODA EL AGUA QUE CONSUMIMOS CONTIENE FLÚOR

El flúor es una de las sustancias más tóxicas conocidas por la ciencia. Sin embargo, la Asociación Dental Estadounidense aconseja el uso de pasta dental con flúor. Incluso es uno de los componentes de algunos suplementos de vitaminas. En 2002 casi el 90 % de la población estadounidense estaba conectada a los sistemas públicos de agua, y prácticamente un 67 % recibía agua fluorada.

Las Fichas de Datos de Seguridad para materiales indican que los compuestos del flúor son sustancias químicas tóxicas que deben ser manipuladas usando mascarilla y gafas de protección. *En realidad, los fluoruros son más tóxicos que el plomo, y solo ligeramente menos venenosos que el arsénico.* Piensa en las toxinas que tu cuerpo debe procesar simplemente después de que te cepilles los dientes y te enjuagues la boca. Los compuestos fluorados se añaden intencionadamente tanto al agua (un proceso que se conoce como fluorización) como a la pasta de dientes con el propósito de prevenir las caries. La verdad es que el flúor nunca ha demostrado ser una ayuda eficaz para proteger los dientes.

Los Centros de Control de Sustancias Tóxicas reciben todos los años miles de llamadas de personas que denuncian el consumo excesivo de productos que contienen flúor (vitaminas, dentífricos, líquidos para enjuagues bucales, etc.). El envenenamiento por flúor produce serios daños en el organismo, e incluso puede provocar la muerte. Esta sustancia química letal crea un estado tóxico en el agua que puede causar una amplia gama de enfermedades, incluidos el cáncer de huesos y de útero, una reducción del cociente intelectual, defectos congénitos y muerte perinatal, osteoartritis y trastornos gastrointestinales.

PRÁCTICAMENTE TODA EL AGUA QUE CONSUMIMOS CONTIENE CLORO

Otra sustancia química que contamina el suministro de agua es el cloro. Aunque se encuentra en la naturaleza combinado con otros elementos, este compuesto aislado es un desinfectante utilizado para eliminar las enfermedades que se transmiten por el agua, como por ejemplo el cólera, la disentería, el tifus y la diarrea provocada por la *E. Coli*. Se ha utilizado de forma habitual en las instalaciones municipales de tratamiento del agua durante más de un siglo, y más de *doscientos millones* de estadounidenses (lo que significa dos de cada tres individuos) reciben agua clorada en sus hogares a diario.

Pese a que el cloro puede ser muy efectivo para eliminar muchos gérmenes patógenos, su presencia en el agua potable puede ser más perjudicial que beneficiosa. Cuando se añade al agua, el cloro se liga con otros compuestos naturales para formar trihalometanos (subproductos de la cloración). Estos productos derivados del cloro desencadenan la producción de radicales libres en el organismo y causan daño celular; además, son altamente cancerígenos.

El *Journal of the National Cancer Institute* informó que las ratas desarrollaban tumores después de haber bebido agua que contenía uno de los mismos subproductos hallados en los sistemas de agua potable con cloro. Si se conoce que el desarrollo de células cancerosas en los animales está asociado al cloro, ¿por qué los gobiernos locales siguen suministrando agua clorada a los ciudadanos?

También inhalamos cloro en forma de gases y los absorbemos a través de la piel. El cuerpo se contamina con el agua tratada con cloro cuando nos duchamos con agua caliente. Los vapores del cloro en el cuarto de baño pueden propagarse por la casa, exponiendo también a otras personas a sus efectos tóxicos. Inhalar cloro supone un grave riesgo para la salud, ya que pasa directamente al flujo sanguíneo.

Muchos países reconocen que el cloro es perjudicial para la salud de sus ciudadanos y que existen alternativas para desinfectar el agua. El uso del ozono O_3 en los tratamientos de aguas ha demostrado ser una práctica efectiva para eliminar virus perniciosos. Algunos ayuntamientos han adoptado el método de la ozonización.

PRÁCTICAMENTE TODA EL AGUA QUE CONSUMIMOS CONTIENE OTROS CONTAMINANTES TÓXICOS

El *perclorato* es un compuesto tóxico fabricado principalmente para su uso en el combustible de los cohetes debido a sus propiedades oxidantes. También está presente en los fuegos artificiales, *airbags*, bengalas y municiones. ¿Acaso quieres que este compuesto entre en tu cuerpo? Los procedimientos de gestión de residuos que se utilizan en la fabricación del perclorato son insuficientes, razón por la cual este compuesto químico ha ido a parar a los sistemas de agua de todo el territorio de los Estados Unidos. La contaminación se ha confirmado por lo menos en veinticinco estados. Yo sostengo que este compuesto obstaculiza la función tiroidea y se acumula en los intestinos, favoreciendo el desarrollo de toxinas en el colon.

Si te preocupa la calidad del agua que sale de tu grifo, quizás merezca la pena comprar agua embotellada. Sin embargo, los estudios realizados por el Consejo para la Defensa de los Recursos Nacionales (NRDC, por sus siglas en inglés) sometieron a prueba mil botellas de ciento tres marcas de agua, y se observó que uno de cada tres envases contenía agua contaminada por bacterias, arsénico y sustancias químicas orgánicas sintéticas.

La insuficiente regulación puede ser responsable de la sorprendente cantidad de agua embotellada que se publicita como de gran pureza cuando en realidad contiene grandes cantidades de contaminantes. El NRDC informa: «Las normas de la FDA eximen las aguas que son envasadas y comercializadas en el interior del mismo estado, y que representan entre un 60 y un 70 % de toda el agua embotellada vendida en los Estados Unidos». Las aguas embotelladas que deben cumplir los requisitos de la FDA no son examinadas tan rigurosamente como el agua del grifo.

Ahora ya sabes cuál es la situación, y quizás estés pensando: «Será mejor que beba el agua del grifo de toda la vida». De todas maneras, de acuerdo con el NRDC, eso es lo que hay normalmente dentro de los envases. El Consejo estima que un 25 % del agua envasada del mercado es en realidad agua del grifo embotellada. Las etiquetas confunden y engañan al público para que piense que está comprando agua pura y de buena calidad, cuando eso no puede estar más lejos de la verdad. La mayoría de los envases utilizados para el agua contienen ftalatos y bisfenoles (sustancias que alteran las hormonas y son cancerígenas), que pueden lixiviarse en el agua.

¿Sabías que el NRDC identificó el timo de una marca particular de agua embotellada cuya etiqueta mostraba una cadena de montañas y un lago, y que se promocionaba como «agua de manantial». La verdad es que el manantial era un grifo situado en un aparcamiento junto a un vertedero de residuos peligrosos.

¿EXISTE ALGUNA SOLUCIÓN?

Quizás te estés preguntando qué sentido tiene beber abundantes cantidades de agua para desintoxicar tu colon y mantener la función digestiva en buen estado, si el agua que consumes está llena de toxinas que vuelven a envenenar tu cuerpo.

Sabemos que el agua es esencial para la salud digestiva, pero nuestro colon no quiere agua embotellada barata, y mucho menos agua del grifo. Simplemente no podemos confiar en que las empresas distribuidoras de agua, o nuestro gobierno, nos ofrezcan agua de buena calidad. Hay demasiadas toxinas presentes en el agua como para que nuestro colon se mantenga en buen estado. Nos corresponde a todos nosotros hacer algo al respecto.

Para asegurarte de beber agua limpia, mi recomendación es que bebas *agua destilada*, agua de la marca Wellness (de los sistemas de purificación Wellness Water, de los Estados Unidos) *o agua de un pozo perforado en una tierra limpia y no contaminada*. El proceso de destilación de agua incluye hervirla, evaporarla y condensarla, y finalmente almacenarla en un recipiente limpio. Las sustancias químicas y otras toxinas son eliminadas mientras el agua hierve, lo que produce un agua muy purificada. La desventaja de la destilación es que al mismo tiempo que elimina los contaminantes también elimina importantes minerales.

Si tu objetivo es una desintoxicación temporal, el agua destilada funciona de maravilla para ayudar a limpiar el colon. Pero si decides consumir agua destilada regularmente, deberías modificarla para responder a las necesidades de tu organismo. El agua destilada puede recuperar sus minerales esenciales cuando se le añade un poco de vinagre de manzana biológico. El proceso es lo suficientemente simple como para que puedas hacerlo en casa. Te recomiendo la proporción de tres litros y medio de agua destilada (preferentemente almacenada en un recipiente de vidrio) y dos o tres cucharadas de vinagre de manzana biológico no pasteurizado.

CÓMO ELIMINAR LAS TOXINAS PRESENTES EN EL AGUA

- Bebe agua filtrada a través de un sistema comercial, agua de pozo o agua destilada con un suplemento de vinagre de manzana biológico crudo.
- Haz una prueba del agua que consumes para saber si tiene contaminantes (especialmente arsénico) con un kit de prueba para el hogar.
- Instalar un sistema de purificación de agua en toda la casa puede eliminar casi el 99 % de todas las toxinas presentes en el agua del interior

y de los alrededores de la vivienda. Si eso no es posible, instala un sistema debajo del lavabo en todos los cuartos de baño y del fregadero en la cocina.
- Coloca filtros en la bañera y en la ducha. Recuerda que tu piel absorbe las toxinas.
- Si tienes una piscina, no utilices cloro para desinfectar el agua. Hay otras alternativas.
- Compra agua embotellada en envases de vidrio.
- Cuando viajes, lleva contigo un purificador de agua portátil de buena calidad.
- Consume alimentos que contengan azufre natural, incluyendo ajo, huevos y cebollas. El azufre ayuda a eliminar el arsénico del cuerpo.
- Hazte limpiezas de colon regulares para evitar que el arsénico, el flúor, el cloro y otras toxinas presentes en el agua se acumulen en tu organismo.

Ver la sección «Recursos».

Puedes conseguir agua destilada en tiendas de comestibles y supermercados. El vinagre de sidra también puede encontrarse en la mayoría de las tiendas de alimentación, aunque a menudo está pasteurizado. El procedimiento anula la fuerza vital del vinagre porque la pasteurización implica calentar el producto. Por lo tanto, compra únicamente vinagre de manzana biológico sin pasteurizar (crudo). Puedes encontrarlo en los herbolarios o en la sección de productos naturales de las tiendas de alimentación, y también puedes comprarlo a través de Internet.

El vinagre de manzana crudo se ha utilizado durante siglos como remedio para todo tipo de trastornos de salud, incluida la limpieza del colon. Contiene enzimas vitales para nuestro organismo, además de bacterias que colaboran naturalmente con el buen funcionamiento del colon. El vinagre de manzana biológico crudo ayuda a regular el pH (acidez y alcalinidad de nuestro cuerpo) y reduce la posibilidad de sufrir estreñimiento, lo que a su vez reduce el riesgo de tener un colon tóxico.

ELIMINAR LAS TOXINAS PROCEDENTES DE LOS FÁRMACOS

Considera el siguiente escenario: la señora Rivera ha estado sufriendo una jaqueca crónica durante semanas. Decide visitar a su médica de cabecera, una profesional reputada, con la esperanza de que la ayude a encontrar una forma de liberarse del dolor.

—Doctora, tengo una terrible jaqueca desde hace semanas. Estoy agotada.

—No se preocupe señora Rivera, encontraremos la forma de ayudarla —responde la doctora.

Cinco minutos más tarde la señora Rivera abandona la consulta con un papel en la mano. Pasa por la farmacia y luego llega a casa con los analgésicos que le han recetado.

Las píldoras alivian el dolor, pero un mes más tarde la señora Rivera tiene que acudir a la consulta de la médica una vez más.

—Doctora, últimamente no voy al retrete y me duele mucho el estómago.

La doctora dice:

—Oh, ¿acaso me olvidé de mencionar que los analgésicos pueden causar estreñimiento y posiblemente también úlceras estomacales? Bueno, de cualquier modo no se preocupe, porque lo solucionaremos rápidamente.

Cinco minutos más tarde la señora Rivera sale de la consulta con una nueva receta en la mano. Cuando llega a casa, toma una píldora para la jaqueca, otra para el estreñimiento y también una para la úlcera de estómago.

¿Qué es lo que ha sucedido? En primer lugar, la doctora habla con su paciente durante solo cinco minutos. Actualmente, el tiempo medio que un médico puede estar con sus pacientes se ha establecido en siete minutos (esto puede variar según el país). Eso ni siquiera es suficiente para hacer un diagnóstico correcto del paciente y concebir un plan de tratamiento. En segundo lugar, le prescribe de forma automática un fármaco sin preguntarle absolutamente nada ni considerar ninguna alternativa. La señora Rivera llegó a la consulta con jaqueca, y las únicas opciones que se le ocurrieron a su médica de cabecera fueron un analgésico, una intervención quirúrgica o un tratamiento de radiación, lo que significa drogarla, cortarla o quemarla. Obviamente, el analgésico ocultó el dolor pero funcionó simplemente como un vendaje, sin tratar la raíz del problema.

Es posible que el origen del dolor de cabeza de la señora Rivera fuera que tomaba demasiado café y estaba muy estresada, o quizás se debiera a que una vértebra del cuello se había desplazado de su posición. ¿Quién sabe? La doctora no dedicó tiempo a descubrirlo; se limitó a recetar un fármaco que enmascaró su jaqueca pero dañó su tracto digestivo. Como resultado la señora Rivera terminó tomando tres medicamentos por una simple jaqueca. Ahora te invito a reflexionar sobre la cantidad de residuos tóxicos combinados que estos fármacos sintéticos dejaron en su organismo perjudicándolo de forma totalmente innecesaria.

¿ACASO NO SE SUPONE QUE LOS FÁRMACOS SOLUCIONAN LO QUE NO FUNCIONA BIEN?

Casi la mitad de los ciudadanos de países industrializados toman al menos un medicamento recetado por su médico, y prácticamente uno de cada cinco toman tres o más al día. Los fármacos son sintéticos. Contaminan el organismo, contribuyen a la toxicidad del colon e inhiben el sistema inmunitario. Es lamentable que los fármacos se hayan convertido en la solución más rápida y fácil para cualquier problema de salud, cuando irónicamente la mayoría de estas «medicinas» en realidad interfieren en las funciones orgánicas naturales. Las posibles consecuencias de recurrir a los fármacos son aumento de peso, estreñimiento, cáncer, enfermedades renales, fallos cardíacos, depresión y muchas más.

El colon es uno de los muchos órganos que se ven afectados negativamente por el consumo de fármacos. El estreñimiento es un efecto secundario muy común de determinados tipos de medicamentos. Aunque muchas personas puedan pensar que pagan con ellos un precio muy bajo por aliviar sus problemas, debes tener en cuenta que el estreñimiento es extremadamente dañino, en especial si es prolongado, y puede llegar a provocar cáncer colorrectal.

ESTADÍSTICAS ALARMANTES

- Las recetas ilegibles son la causa de más de 7.000 muertes al año en los Estados Unidos.
- Todos los años más de dos millones de personas experimentan reacciones negativas debido al consumo de fármacos mientras están hospitalizadas.
- Todos los años los médicos recetan erróneamente antibióticos a cerca de veinte millones de personas que sufren infecciones virales.
- Los tratamientos médicos y las recetas innecesarios son la causa de 783.936 muertes anuales en los Estados Unidos. En 2001, solo las enfermedades cardíacas provocaron 699.697 muertes, y el cáncer 553.251.
- Más de 700.000 estadounidenses terminan en la sala de Urgencias cada año debido a una sobredosis de fármacos recetados por sus médicos, y también por otros trastornos derivados de su digestión.

FÁRMACOS QUE PUEDEN PROVOCAR ESTREÑIMIENTO

- Antiácidos que contienen aluminio
- Anticonvulsivos
- Antidepresivos
- Antidiarreicos
- Antiespasmódicos
- Antihistamínicos
- Antiinflamatorios
- Antipsicóticos
- Beta-bloqueadores
- Bloqueaadores de canal del calcio
- Descongestionantes
- Diuréticos
- Fármacos para la enfermedad de Parkinson
- Narcóticos
- Relajantes musculares
- Sedantes
- Suplementos de hierro
- Tranquilizantes

¿Pueden los antibióticos dañar el colon?

Los antibióticos son fármacos que destruyen las bacterias o inhiben su crecimiento, y sin embargo posiblemente sean los medicamentos más recetados por los médicos. Cuando se utilizan en exceso pueden matar las bacterias intestinales «buenas», causar diarrea y colitis, y provocar resistencia a los antibióticos. Por lo general, las infecciones virales se diagnostican de manera errónea como infecciones bacterianas, y en estos casos se suele recetar a los pacientes cantidades innecesarias de antibióticos. Cada año se recetan casi un millón y medio de kilos de antibióticos solo en los Estados Unidos. Independientemente de si las recetas son o no necesarias, esos antibióticos contaminan el tracto intestinal y causan graves efectos secundarios.

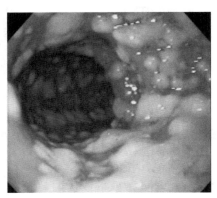

Figura 19. *Clostridium*

Las bacterias «buenas», conocidas como bacterias beneficiosas o flora intestinal, se instalan en el colon de un bebé poco después de su nacimiento. Trillones de estas bacterias viven y se multiplican en su organismo y lo ayudan a luchar contra las infecciones a lo largo de toda su vida. Aunque el organismo del bebé también contiene una pequeña cantidad de bacterias nocivas, su número es superado con creces por las bacterias beneficiosas, que las mantienen a raya. No obstante, los antibióticos pueden reducir el número de estas bacterias sanas, y esto crea espacio para que se instalen las bacterias perjudiciales y prolifere la *Candida*.

Una de las bacterias perjudiciales más comunes es el *Clostridium difficile*, que se multiplica en el colon cuando los antibióticos eliminan las bacterias sanas. Produce una toxina que se desarrolla en el colon, causando diarrea y algunas veces graves daños en el revestimiento intestinal. Este estado se conoce por varios nombres, como por ejemplo diarrea o colitis asociadas a los antibióticos, colitis seudomembranosa o colitis causada por *Clostridium difficile*.

Nota del médico: Si realmente necesitas tomar antibióticos, al mismo tiempo toma una fórmula probiótica natural para renovar las bacterias intestinales beneficiosas. Yo suelo recomendar las cepas *Bacillus laterosporus* o *Bacillus sporogenes*, que son muy efectivas para recuperar rápidamente la salud intestinal.

CÓMO ELIMINAR LAS TOXINAS PROCEDENTES DE LOS FÁRMACOS

- Comienza por una limpieza de colon con oxígeno (ver el capítulo cuatro), y a continuación hazte tres limpiezas de hígado y vesícula, más una limpieza dirigida a eliminar los parásitos y los metales pesados. Los residuos de los fármacos se acumulan en el hígado, y es aconsejable desintoxicarlo al menos una vez cada seis meses, incluso aunque no tomes fármacos. *Advertencia:* Una desintoxicación es un proceso lento que te libera de los fármacos progresivamente, de manera que consulta con tu médico antes de dejar de tomar cualquier medicación.
- Si existe un problema de adicción a las drogas, una intervención estructurada puede ser la mejor solución. Encuentra un centro de rehabilitación que se especialice en limpiezas, y también un terapeuta.
- Pregúntale a un médico naturista cuáles son las alternativas naturales.
- Limpia regularmente tu colon para eliminar los fármacos tóxicos acumulados en tu organismo y prevenir daños intestinales.
- Toma probióticos de forma regular para reponer la flora intestinal, es decir, las bacterias beneficiosas.

Ver la sección «Recursos».

¿Son las vacunas perjudiciales para el colon?

Las vacunas son un tema controvertido desde hace mucho tiempo. Aunque las enfermedades graves existen realmente, el riesgo de los efectos secundarios de la vacunación supera sus beneficios. Estos fármacos sobrecargan el sistema inmunitario con toxinas e inhiben su funcionamiento normal. Como consecuencia el cuerpo es más propenso a desarrollar una amplia gama de otras enfermedades.

¿Te ha explicado tu médico de familia los riesgos que tienen las vacunas antes de vacunarte, o de vacunar a tu hijo o hija? Muchas vacunas contienen ingredientes perniciosos, a veces incluso letales, que dañan el colon y otros órganos del cuerpo. Entre ellos se incluyen el formaldehído, espermicidas, agentes cancerígenos, gelatina de animales sacrificados, fragmentos de ADN/ARN de diferentes orígenes, virus vivos, mercurio y diversos antibióticos.

Existen alternativas para las vacunas y los fármacos. Habla con tu médico naturista para que te oriente en este tema.

ELIMINAR LAS TOXINAS PRODUCIDAS POR EL ESTRÉS

Independientemente de que se trate de un estrés físico, emocional o espiritual, este estado anímico puede generar o exacerbar muchos trastornos intestinales, además de provocar que el cuerpo sea menos capaz de protegerse de las enfermedades. Los efectos generalizados del estrés están debilitando progresivamente la salud de muchas personas.

Entre los síntomas más comunes del estrés se encuentran las jaquecas, las palpitaciones cardíacas, el insomnio, la disfunción sexual, el agotamiento, la mala memoria, la irritabilidad, los dolores musculares, la impaciencia, la ira, la depresión, la indigestión, el estreñimiento, las preocupaciones constantes, el autoritarismo, la ansiedad, el consumo excesivo de alcohol, comer compulsivamente, llorar con frecuencia o rechinar los dientes.

El estrés es un tema absolutamente personal. Una situación que a un individuo le produce estrés puede ser neutral o incluso relajante para otro. Es importante que te conozcas bien a ti mismo y respetes los límites de tu cuerpo y de tu mente. Aunque el estrés ha llegado a tener una connotación negativa durante los últimos años, a veces nos olvidamos de que también existe un *estrés positivo*. Este estrés (o *euestrés*) suscita sentimientos de entusiasmo o satisfacción y puede ayudar a un individuo a realizar sus tareas de forma muy eficiente.

Los investigadores han descubierto que breves episodios de este tipo de estrés pueden realmente ayudar a fortalecer el sistema inmunitario. Lo que es preocupante es el estrés negativo (o *distrés*) prolongado. El estrés negativo puede manifestarse a través del miedo, la rabia, la ansiedad, la depresión y de muchas otras formas. Los niveles crónicos de cualquiera de estas emociones negativas pueden acelerar las hormonas del estrés o inhibir el desplazamiento de los residuos a través del colon. Con el paso del tiempo, esta situación puede ocasionar un aumento del apetito y, como consecuencia, también un aumento de peso no deseado. El colon es extremadamente sensible a las respuestas del estrés.

SOBRE LA EPIDEMIA DE ESTRÉS

- Tres de cada cuatro estadounidenses sufren estrés una vez por semana.
- La mitad de las personas estresadas tienen altos niveles de estrés al menos cada quince días.
- Uno de cada seis estadounidenses padece estrés en el trabajo.
- Una de cada cuatro recetas son de tranquilizantes, antidepresivos o ansiolíticos.
- El estrés está asociado al alcoholismo, la obesidad, la adicción a las drogas y el suicidio.
- Más de la mitad de los fallecimientos que se producen antes de los sesenta y cinco años pueden ser atribuidos a estilos de vida en los que impera el estrés.

¿DE QUÉ MANERA SE RELACIONA EL ESTRÉS CON UN COLON TÓXICO?

Cuando las personas están demasiado ocupadas y estresadas, tienden a descuidar su cuerpo. En el ajetreo de la vida, el trabajo y las obligaciones familiares, muchas de ellas aplazan la necesidad de ir al cuarto de baño. Demorar los movimientos intestinales es una de las causas más comunes del estreñimiento, lo que a su vez provoca un colon tóxico. Una agenda demasiado llena y el estrés que la acompaña pueden también causar que se coma «a la carrera». La mayor parte de las dietas de comida rápida incluyen enormes raciones de carne, grasas y azúcar, y muy pocas raciones de hortalizas, cereales y agua. Si este tipo de comida con baja cantidad de fibra se consume de forma regular, puede producir estrés y un colon tóxico.

Los individuos estresados también suelen omitir comidas o tomarlas muy rápidamente sin dedicar el tiempo necesario a masticar los alimentos. Comer de forma consciente y en intervalos periódicos favorece los movimientos intestinales regulares; por el contrario, comer de forma discontinua o apresurada puede causar estreñimiento y otros trastornos intestinales.

El mismo estreñimiento puede ser un resultado directo de los cambios que tienen lugar en el sistema nervioso debido al estrés. Los movimientos intestinales normales se producen después de que el sistema nervioso pone en marcha un conjunto de señales complejas. Un alto nivel de estrés puede provocar la interrupción de dichas señales e inhibir los movimientos intestinales, dando lugar a deposiciones irregulares.

Dado que el estrés negativo es tóxico para la salud general del colon, ¿qué sucede si a eso le añadimos la falta de ejercicio y de sueño? Evidentemente la cosa no pinta nada bien. Los seres humanos estamos diseñados para estar en movimiento, y no en el sofá. Un estadounidense típico pasa alrededor de seis horas delante de la televisión cada día y tiene un trabajo sedentario. Rara vez encuentra tiempo para hacer ejercicio cuando vuelve a casa. Por tanto, no debe sorprendernos que los Estados Unidos sea uno de los países del mundo donde hay más personas con exceso de peso y obesas. El ejercicio aporta energía al sistema linfático. Las principales funciones de dicho sistema son gestionar los residuos, colaborar en el aporte de nutrientes y retirar los residuos tóxicos de las células. Si este sistema no funciona de manera adecuada, las toxinas pueden acumularse y envenenar el organismo. Si el cuerpo permanece en un estado tóxico durante un periodo de tiempo demasiado largo, puede desencadenarse una depresión. La depresión es una de esas emociones negativas que añaden estrés innecesario al colon, y puede provocar que se haga todavía menos ejercicio. Los beneficios de la actividad física no se limitan al sistema linfático. Un estudio publicado por la Universidad Tecnológica de Texas informó que «el ejercicio regular reduce el riesgo de contraer cáncer de colon y de morir debido a esta enfermedad». Los músculos del colon se benefician del ejercicio habitual, que contribuye a la regularidad de los movimientos intestinales. Estos músculos se debilitan por la falta de ejercicio, y la eliminación eficiente de los residuos se altera. El ejercicio también tonifica el sistema inmunitario, que nos protege de las enfermedades del colon.

La falta de sueño puede desencadenar los efectos del estrés y contribuir a la toxicidad del colon. No emitir suficientes ondas zeta por la noche puede alterar las hormonas que regulan el apetito, lo que puede provocar que se tienda a comer en exceso, lo que a su vez puede dar lugar a la obesidad, un factor de riesgo muy importante para el cáncer de colon. También se especula con que se suele comer de forma menos saludable cuando no se duerme todo lo que se necesita. Cuando ingerimos alimentos que no son sanos, las toxinas se acumulan en el colon y los nutrientes no se absorben debidamente. Los estudios indican que la falta de sueño también puede provocar que el cuerpo produzca menos hormonas del estrés, lo cual agrava el síndrome del intestino irritable y puede producir estreñimiento.

¿PUEDE EL ESTRÉS DERIVADO DE UN TRAUMA SER LA CAUSA DEL MAL FUNCIONAMIENTO DEL COLON?

El estrés físico también puede afectar al organismo. Los traumas (por ejemplo, el dolor que se experimenta después de un accidente de coche o de una operación), el estrés crónico asociado al trabajo (como puede ser levantar objetos pesados o trabajar largas jornadas), *demasiado* ejercicio y una mala alineación espinal pueden provocar estrés en el colon y afectar a los procesos digestivos. Es de sobra conocido que los estadounidenses suelen trabajar durante muchas horas, mientras que los trabajadores de muchos otros países industrializados (a menudo más sanos) tienen jornadas laborales más cortas. Los estadounidenses también tienen menos tiempo de vacaciones. Por lo tanto, no debe sorprendernos que sufran tantos problemas de salud relacionados con el estrés; no hay tiempo para que el cuerpo se regenere. El estrés físico derivado de un sobresfuerzo también puede desencadenar estrés emocional o psicológico.

Un factor de estrés físico menos evidente es la mala alineación de la espina dorsal. Una lesión vertebral o patrones anormales de crecimiento en la columna a veces provocan una mala alineación vertebral, conocida como subluxación, que produce estrés en los discos intervertebrales, las articulaciones y los músculos. El sistema nervioso también puede verse afectado y en este caso las funciones orgánicas se entorpecen. El primer nervio lumbar (en la parte baja de la espalda) controla la apertura y el cierre de la válvula ileocecal y regula las contracciones del colon. Una alineación defectuosa de la primera vértebra lumbar puede afectar al tracto intestinal y producir estreñimiento, diarrea o colitis. Las hemorroides se han vinculado con una mala alineación del coxis (el final de la columna vertebral). El mal funcionamiento intestinal puede afectar a la vesícula, el hígado, el estómago, el páncreas, el apéndice y el recto. Un ajuste espinal quiropráctico puede ser muy beneficioso para cualquier persona que sufre estrés, puesto que el sistema nervioso está controlado por impulsos espinales. Yo suelo recomendar someterse a un reajuste espinal por lo menos una vez al mes.

La vida es complicada y siempre contamos con tener cierto nivel de estrés. Las toxinas del estrés afectan diariamente a tu colon. Esto ya es un motivo suficiente de preocupación. Sin embargo, los niveles crónicos son todavía más debilitantes y pueden generar mayores cantidades de toxinas en tu organismo. El colon es muy sensible a tus niveles de estrés, de manera que deberías tomar medidas para minimizar las preocupaciones y los factores que lo producen en tu vida cotidiana.

CÓMO ELIMINAR LAS TOXINAS DERIVADAS DEL ESTRÉS

El poder de la meditación: calmar la mente es uno de los recursos más rápidos para eliminar el estrés y las emociones negativas. Siéntate en silencio con los ojos cerrados e intenta no pensar en nada. Debes estar en una posición cómoda y practicar la meditación preferentemente por la mañana y en el exterior. Conéctate contigo mismo y siente los árboles, el cielo, el universo infinito y tu propia persona como un todo. Puedes aprender métodos de meditación en Internet o buscar información en una librería.

El poder de los ajustes quiroprácticos: visita regularmente a un quiropráctico para mantener en buenas condiciones las vías nerviosas que van hacia los intestinos, con el fin de aliviar el estrés.

El poder de la música: la música puede ayudar a calmar el estrés. En Internet encontrarás una gran cantidad de melodías relajantes.

El poder del ejercicio físico: el ejercicio potencia la producción de endorfinas que alivian el estrés, y además favorece la buena digestión. Quizás te resulte un poco complicado agregar una nueva actividad a tu agenda, pero te aseguro que valdrá la pena. También recomiendo rebotar en una cama elástica, pues es una actividad muy apropiada para aliviar el estrés y eliminar las toxinas.

El poder de la risa: suena un poco cursi, pero reírse es realmente muy efectivo. Mírate en un espejo y empieza a reírte de ti mismo. Hazlo durante un buen rato y pronto te olvidarás de las razones que han motivado tu estrés.

El poder del masaje: el masaje es una forma extraordinaria de aliviar las tensiones y relajar el cuerpo. Intenta recibir un masaje al menos una vez a la semana. Si no puedes pagarlo, tocar y abrazar a otra persona también es muy relajante para el cuerpo. Abraza a alguien durante un par de minutos y comprueba cómo te sientes.

El poder del cambio: analiza cuál es la causa de tu estrés y cuando identifiques los factores que lo provocan, erradícalos de tu vida. Si sientes que no disfrutas de la vida, introduce cambios para empezar a ser la persona que quieres ser. Si te resistes al cambio, solo conseguirás seguir estancado.

El poder del sueño: la mayoría de las personas no duermen lo suficiente o no tienen un sueño verdaderamente reparador. Si necesitas ayuda para dormir, prueba los parches naturales contra el insomnio.

El poder de la naturaleza y del sol: quizás tengas la fortuna de vivir en un sitio donde puedes dar paseos en la naturaleza. Tomar veinte minutos de sol por la mañana te aportará energía. Dar un paseo al atardecer te ayudará a relajarte. Colocar una pequeña cascada en tu oficina o en tu casa te ayudará a disipar las tensiones y te recordará los efectos relajantes de la naturaleza y de la belleza.

El poder del amor: crea un «espacio de amor» para ti y tu familia, y si es factible también un jardín orgánico que promueva la relajación. Lee la serie de libros *Anastasia*, escritos por Vladimir Megre.

El poder del color: el azul oscuro tiene un efecto relajante para el cuerpo. Intenta llevar una camisa o una blusa de ese color los días que sabes de antemano que probablemente estarás estresado.

La aromaterapia: los beneficios de la aromaterapia se conocen desde hace miles de años. Los aceites esenciales relajantes son, entre otros, los procedentes de la lavanda, el jazmín, la manzanilla, el geranio y la hierba limón. Échate varias gotas en la palma de la mano, luego frota las manos y acércalas a la nariz. Inhala profundamente nueve veces disfrutando del aroma.

Las técnicas Libertad Emocional y Programación Neurolingüística: estas técnicas pueden ayudarte a calmar tu estrés. En tu localidad seguramente hay un profesional que las practica.

ELIMINAR LAS TOXINAS INTESTINALES PROCEDENTES DE LOS METALES PESADOS

La última vez que consumiste una bebida enlatada, utilizaste un desodorante, comiste pescado o te empastaron una caries, tu cuerpo estuvo expuesto a las toxinas presentes en los metales. La bebida enlatada y el desodorante contienen aluminio; el mercurio es un componente del material dental y está presente en una parte del pescado que ingieres. Ambos son extremadamente tóxicos. Los seres humanos y otros organismos necesitan pequeñas cantidades de *metales pesados*, como el cinc, el cobalto, el manganeso, el molibdeno, el vanadio, el cobre y el estroncio; sin embargo, una cantidad excesiva de estos elementos puede dañar el cuerpo.

¿Sabías que tu cuerpo puede estar expuesto diariamente a metales tóxicos presentes en los cosméticos, productos farmacéuticos y de higiene personal, recipientes para guardar alimentos y bebidas, pinturas, cigarrillos y muchos otros artículos?

El problema real para la salud reside en los más de veinte metales pesados que se usan actualmente y que nuestro sistema biológico simplemente no necesita. Estamos expuestos a sus toxinas por ingestión, por inhalación y por contacto a través de la piel o de los ojos. Una vez en el interior del cuerpo, los metales pesados multiplican los perniciosos radicales libres (hasta un millón de veces), causando diferentes reacciones en cadena que son perjudiciales para el organismo: el cuerpo se envenena y las funciones de las células, tejidos y órganos se alteran, lo que aumenta las probabilidades de desarrollar algún tipo de cáncer o toda clase de enfermedades.

> Ten en cuenta que muchos suplementos a base de hierbas contienen niveles de metales pesados que superan entre diez y veinte veces los estándares del agua potable de la red pública. Estos suplementos se fabrican con métodos muy económicos y se comercializan en supermercados, grandes almacenes o tiendas de descuentos. Gasta un poco más de dinero y compra suplementos de calidad.

En particular, existen cuatro metales que pueden dañar el tracto intestinal y contribuir a la toxicidad del colon. Entre las veinte sustancias más peligrosas citadas por la Agencia para las Sustancias Tóxicas y el Registro de Enfermedades, encontramos que el plomo ocupa el segundo lugar, el mercurio está en el tercer puesto y el cadmio en el octavo.

El **plomo** es el segundo metal más peligroso, y se encuentra en una gran cantidad de productos que incluyen los combustibles, las municiones, los lápices, los pesticidas, los chalecos de protección para los rayos X, las pesas y los cigarrillos. La exposición al plomo es más frecuente cuando las partículas o los restos de pinturas que lo contienen contaminan el agua potable a través de tuberías oxidadas. El humo del tabaco puede contener cantidades peligrosas de plomo. El envenenamiento por plomo puede provocar síntomas como dolor abdominal y estreñimiento.

El **mercurio**, tanto orgánico como inorgánico, es extremadamente tóxico y puede dañar gravemente el colon. El mercurio inorgánico se utiliza en termómetros, termostatos, amalgamas dentales, baterías, barómetros, cremas cosméticas con efecto *lifting*, fármacos diversos (como laxantes, diuréticos y antisépticos) vacunas y pesticidas. La ruta más frecuente de exposición es la inhalación de vapores de mercurio inorgánico; otras vías comunes son la ingestión, el contacto por la piel y las inyecciones.

CÓMO ELIMINAR LAS TOXINAS DE LOS METALES PESADOS

- Solicita a tu quiropráctico o a un profesional de la salud que te haga un análisis de cabello, saliva o sangre.
- Pídele a tu dentista que retire todas las amalgamas que contengan mercurio.
- Hazte baños de pies con iones, pues neutralizan las toxinas procedentes de los metales pesados.
- Reduce tu exposición al aluminio.
- Consume únicamente pescado que proceda de una fuente segura.
- No te pongas ningún tipo de vacuna, ni siquiera la de la gripe (son tóxicas y están contaminadas).
- Hazte una limpieza de colon con oxígeno, y luego tres limpiezas seguidas de hígado y vesícula.

El mercurio orgánico se encuentra normalmente en los peces y otros organismos acuáticos, pero también en el ganado, los cereales procesados y los productos lácteos. Lo más habitual es que las personas estén expuestas al mercurio a través de la inhalación de los vapores de productos dentales o por consumir pescado con altas concentraciones de mercurio. Algunos de esos peces que están en la «zona de peligro» y tienen las mayores concentraciones de este metal son: caballa gigante, blanquillo, pez espada y tiburón; los peces incluidos en la «zona de precaución», con concentraciones medias, son: lubina, fletán, perca, pargo, langosta, anjora y atún. La «mejor apuesta» es consumir los peces que tienen las menores concentraciones de mercurio, como por ejemplo anchoas, bacalao, carpa, almejas, abadejo, ostras, salmón, vieiras, tilapia y otros pescados blancos. Los síntomas de la exposición al mercurio incluyen calambres abdominales, vómitos, diarrea, estreñimiento, flatulencias, hinchazón, pérdida de apetito, obesidad y hemorragias.

El **cadmio** es un metal pesado considerablemente peligroso. Las personas están expuestas a él cuando fuman o consumen productos alimenticios contaminados por procesos industriales. El cadmio puede ocasionar serios problemas de salud, incluyendo el cáncer colorrectal. Evita cualquier alimento que lo contenga, como pueden ser las semillas con cáscara, la carne de órganos de animales, las coles y las patatas fritas.

El **aluminio** (no es un verdadero metal pesado) es *increíblemente tóxico*, incluso en pequeñas cantidades, y sin embargo se utiliza en muchos productos. Puede ser absorbido a través del tracto intestinal o de los pulmones, dependiendo de la ruta de exposición. Cuando bebes una lata de refresco, introduces toxinas de aluminio en tu tracto gastrointestinal; el aluminio se absorbe lentamente y puede terminar en otros tejidos del cuerpo. Se sospecha que la ingestión de alimentos calentados en cacerolas de aluminio puede contribuir a la inflamación del colon; debes utilizar cacerolas y sartenes fabricadas con componentes naturales (utensilios y recipientes de silicona, hierro fundido, acero inoxidable o terracota que no contenga plomo). Usa desodorantes naturales sin aluminio.

ELIMINAR LAS TOXINAS INTESTINALES PROVOCADAS POR LA RADIACIÓN

Aunque no puedas verla, olerla, saborearla ni sentirla, la radiación es un peligro real. Actualmente se están realizando investigaciones avanzadas sobre nuestra exposición cotidiana a la radiación, y una parte considerable de los resultados son malas noticias. La radiación electromagnética (a menudo denominada simplemente «radiación») es energía transmitida en forma de rayos u ondas. Los tendidos eléctricos, los teléfonos móviles, los ordenadores, los transformadores, las luces fluorescentes, los radiorrelojes e incluso los secadores de pelo son solo algunos de los dispositivos modernos que emiten ondas electromagnéticas peligrosas. Todas tus interacciones con ese tipo de aparatos se suman y aumentan el riesgo de desarrollar diversos tipos de cáncer, incluido el de colon; también generan una tensión excesiva en el colon, y alteran los procesos digestivos. Esto a su vez produce dolor abdominal, estreñimiento o diarrea.

Cuando la radiación electromagnética entra en contacto con la materia, provoca ionización, lo que significa una pérdida de electrones en los átomos o moléculas de dicha materia. Este proceso afecta al ADN y puede acabar en un daño celular, una mutación de los cromosomas o incluso muerte celular. Si la pérdida de los electrones afecta negativamente a una célula, eso significa que afecta también a los tejidos y finalmente a los órganos. El cuerpo necesita *obtener* electrones para mantenerse sano. Se obtienen electrones al caminar por un bosque o por la playa, al respirar oxígeno puro, al consumir hortalizas y frutas vivas, y de muchas otras formas.

Muchos de los electrodomésticos más populares irradian niveles peligrosos de frecuencias electromecánicas (FEM). El efecto combinado que se produce al utilizar diversos aparatos puede alterar la digestión, deteriorar e intoxicar el colon (que es ultrasensible) y favorecer así que sea propenso a desarrollar tumores. Incluso utilizar un móvil puede dar como resultado graves complicaciones de salud, entre ellas el cáncer. Nunca lleves tu móvil cerca de la cintura o en el bolsillo. Los dispositivos no electrónicos (como los sujetadores con aro o los somieres metálicos) pueden aumentar la radiación emitida por una fuente electrónica. Los trabajadores que sufren una excesiva exposición a la radiación son los soldadores, los electricistas, los maquinistas, los técnicos de televisión y los operarios que se ocupan de empalmar cables telefónicos o trabajan con luces fluorescentes.

CÓMO REDUCIR LAS TOXINAS
PROCEDENTES DE LA RADIACIÓN

- Utiliza el teléfono móvil solo cuando sea necesario y únicamente para hacer llamadas breves. Usa un dispositivo de protección para FEM; reducen más del 90% de la radiación emitida por los móviles. En un teléfono normal emplea el altavoz.
- Apaga los dispositivos electrónicos, como la televisión o los ordenadores, cuando no estén en uso. Siéntate lo más lejos posible de ellos y limita la cantidad de tiempo que los utilizas.
- Acopla a tu ordenador un dispositivo de protección para FEM con el fin de reducir más del 90% de la radiación. Nunca te coloques un ordenador portátil en el regazo.
- Sustituye todas las luces fluorescentes y las bombillas normales por un tipo de iluminación de espectro completo o LED.
- Evita utilizar el microondas y las teteras eléctricas. Limita el uso de las afeitadoras eléctricas.
- A las mujeres les recomiendo no usar sujetadores con aro.

ELIMINAR LAS TOXINAS INTESTINALES PROCEDENTES DE LOS PARÁSITOS

Aunque es el sostén de la vida, el colon también ofrece un entorno favorable para el desarrollo de invasores peligrosos, como son las bacterias, los virus, las levaduras y las lombrices. Estos organismos pueden introducirse en el cuerpo humano a través del aire, el suelo, los alimentos y el agua. *Todo el mundo* tiene parásitos en algún momento de su vida. Afortunadamente puedes adoptar medidas para eliminar de tu cuerpo a estos invasores y aumentar tu energía y bienestar.

Los parásitos son un problema considerable y muy real en todo el mundo, incluso en los países desarrollados. Si desestimas la posibilidad de tener parásitos, te recomiendo que te detengas un momento a reflexionar sobre ello. Los expertos estiman que *nueve de cada diez personas tienen niveles superiores a lo normal de parásitos en*

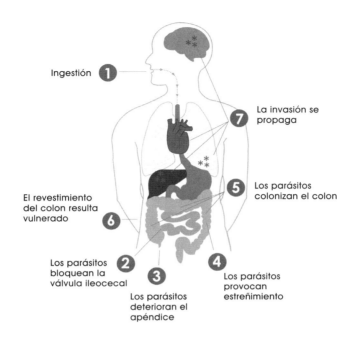

Figura 20. Proceso de infección por parásitos

sus cuerpos. Acaso asocies la palabra *parásito* con lombrices, pero no siempre quiere decir lo mismo. Por definición, los parásitos son organismos que viven sobre o dentro de otro organismo, llamado «anfitrión», sin aportar nada a cambio. Estos invasores abarcan desde amebas microscópicas, bacterias, hongos y virus hasta largas lombrices intestinales. Todos ellos compiten contigo por los nutrientes y excretan residuos tóxicos que pueden amenazar tu salud. También pueden dañar tu cuerpo cuando migran y se enquistan en corazas protectoras en busca de alimento y un mejor cobijo.

ALGUNOS TRASTORNOS DE SALUD
CAUSADOS POR PARÁSITOS

- Estreñimiento
- Diarrea
- Dolor abdominal
- Flatulencia
- Síndrome del intestino irritable
- Dermatitis
- Alergias
- Problemas para dormir
- Dolor muscular y articular
- Nerviosismo
- Anemia
- Bruxismo (rechinar los dientes)
- Agotamiento
- Pérdida de peso sin causa aparente
- Cáncer de colon
- Un sistema inmunitario debilitado crónicamente

PARÁSITOS PROTOZOARIOS QUE INFECTAN EL COLON

Los parásitos que describo a continuación de manera sucinta pueden ser peligrosos para la salud del tracto intestinal. Se alimentan de nutrientes que son vitales para el organismo, destruyen la permeabilidad del colon e introducen toxinas perniciosas en tu cuerpo a través de sus deposiciones.

Giardia lamblia

Alrededor del parásito y de sus huevos se forman quistes protectores que entorpecen la digestión de las grasas del organismo anfitrión e impiden la absorción de numerosos e importantes nutrientes solubles en grasa. La giardiasis es la segunda causa más común de diarrea en Norteamérica, inmediatamente después de la invasión bacteriana. Los síntomas de infección incluyen diarrea grave, flatulencia, hinchazón, calambres abdominales, pérdida de peso, heces grasosas y deshidratación. Las guarderías son espacios altamente propensos a albergar este tipo de parásitos.

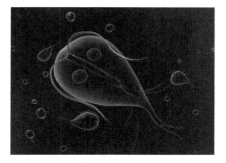

Figura 21. *Giardia*

Toxoplasma gondii

Las personas pueden infectarse con este parásito al ingerir carne contaminada y también por contacto con heces de gato infectadas. Una mujer embarazada que se infecte con toxoplasmosis puede transmitir la enfermedad al feto que, como consecuencia, puede desarrollar graves problemas. Sesenta millones de personas en los Estados Unidos son organismos anfitriones del parásito toxoplasma. Los individuos sanos con sistemas inmunitarios en buen estado no suelen experimentar síntomas, pero los que tienen sistemas inmunitarios debilitados pueden sufrir daños en los ojos, el hígado, los pulmones, el corazón o el cerebro.

Ciclospora cayetanensis

Los síntomas que produce este parásito incluyen diarrea, pérdida de apetito y de peso, hinchazón, gases, dolor estomacal, náuseas, vómitos, dolores musculares, fiebre y cansancio. Al introducirse en el organismo, estos parásitos invaden el tracto intestinal, donde maduran y se multiplican a una velocidad alarmante.

Taenia saginata o lombriz solitaria

La lombriz solitaria puede sobrevivir en el organismo durante diez años y medir hasta diez metros. Una persona puede ingerir el parásito a través del consumo de carne infectada poco cocida (como carne de cerdo, de ternera o pescado). Los síntomas de la infección incluyen diarrea, calambres abdominales, náuseas y cambios en el apetito. Cuando este parásito ha infectado el *sushi* u otros pescados crudos, puede poner hasta un millón de huevos al día. Limpiar el colon de manera regular puede erradicar del organismo a la mayoría de las lombrices y sus huevos.

Áscaride

Se han identificado más de veinte mil especies de ascárides, el 75 % de las cuales son parasitarias y podrían llegar a afectarte. Más de *mil millones de personas* están infectadas con este parásito intestinal que es el más común del planeta.

Anquilostoma

Este parásito puede atravesar la piel humana, lo que le permite introducirse en el organismo a través de los pies de quienes caminan descalzos en un suelo contaminado por materia fecal (como puede ser la playa o una granja de animales). Los síntomas de la infección son dolor estomacal, pérdida de apetito, náuseas, estreñimiento, diarrea, sangre en las heces, gases, picazón en la piel, fiebre y cansancio.

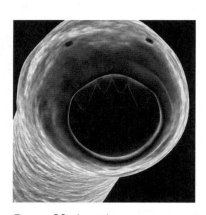

Figura 22. Anquilostoma

Oxiuros

Los oxiuros son pequeños parásitos intestinales de color blanco cuyos huevos se desplazan hasta el intestino delgado, donde explosionan. Pueden vivir allí durante meses. Los síntomas son picazón anal, insomnio y alteración del apetito debido a la anidación (puesta de huevos) en torno al ano, y *no* por las mismas lombrices. La transmisión puede producirse a través de prendas de vestir o ropa de cama contaminadas, en los aseos o en otros espacios y superficies donde se alojan los parásitos. Alrededor de cuarenta millones de estadounidenses contraen infecciones provocadas por este parásito.

Trichinella

Las lombrices *Trichinella* provocan la triquinosis, que genera muchas dolencias físicas, como pueden ser molestias musculares, fiebre, diarrea, náuseas, vómitos, edema de los labios y el rostro, dificultades para respirar o hablar, engrosamiento de las glándu-

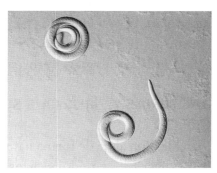

Figura 23. *Trichinella*

las linfáticas, cansancio y deshidratación. Por lo general, la causa de la infección por *Trichinella* en los humanos es la ingestión de carne de cerdo poco cocida o cruda.

UN HONGO QUE PUEDE AFECTAR AL COLON

Candida albicans es un hongo de la levadura que habita naturalmente en el interior del cuerpo. El 90 % de este hongo se asienta en la mucosa bucal y en el tracto intestinal. Bajo condiciones adversas, la *Candida* puede crecer sin control y tener efectos devastadores en diversas zonas del cuerpo. Los síntomas son dolor abdominal, indigestión e hinchazón, estreñimiento, alergias alimentarias, falta de claridad mental, cansancio, picor de ojos, drenaje de los senos paranasales, infecciones del tracto urinario,

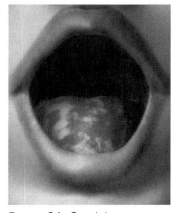

Figura 24. *Candida*

dolor muscular y articular, hongos en los dedos de las manos y los pies, sarpullidos o erupciones en la piel, jaquecas, cambios de peso, disminución del apetito, pérdida de cabello, irregularidades menstruales y depresión.

La *Candida* es un antibiótico natural que ayuda a controlar el desarrollo de las bacterias que son perjudiciales para el organismo, motivo por el cual tener una pequeña cantidad en el organismo no constituye ningún problema. Sin embargo, el 80 % de las personas sufren infecciones graves provocadas por este parásito.

BACTERIAS Y VIRUS QUE SON TÓXICOS PARA EL COLON

El colon aloja de forma natural millones de bacterias que ayudan a digerir los almidones y los convierten en energía y en ácidos grasos, muy necesarios en un colon sano que no tiene propensión a desarrollar tumores. Estas bacterias «buenas» también ayudan a

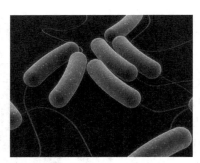

Figura 25. *E. coli*

absorber los nutrientes y a prevenir el desarrollo de las bacterias nocivas. No obstante, hay determinadas bacterias perjudiciales, como la *E. coli* y la *Clostridia*, que pudren la carne en el interior del intestino grueso y la convierten en agentes cancerígenos.

Algunas cepas de *E. coli* son benignas, pero otras pueden causar serios trastornos de salud que en ocasiones resultan fatales, como puede ser un fallo renal o el síndrome urémico hemolítico en niños. La carne picada poco cocida, el agua y la leche cruda contaminadas son fuentes de infección. Los síntomas incluyen diarrea sanguinolenta, calambres abdominales, náuseas y vómitos.

La *Salmonella* puede causar fiebre tifoidea y gastroenteritis. La salmonelosis se transmite a través del contacto directo con los

alimentos o el agua contaminados y la materia fecal. Es posible infectarse en muy diversos lugares. Los síntomas incluyen jaquecas,
dolor abdominal, diarrea, fiebre, náuseas y vómitos. En ocasiones
también puede provocar la muerte. Las bacterias pueden estar presentes en carnes rojas y de ave crudas y en los huevos; productos
lácteos sin pasteurizar; pescado, ancas de rana y langostinos; coco;
salsas y aliños para ensaladas; chocolate y mantequilla de cacahuete.

CÓMO ELIMINAR LAS TOXINAS PROCEDENTES DE LOS PARÁSITOS

- Lava y pela las frutas y hortalizas que consumes. Retira cuidadosamente todos los revestimientos cerosos que suelen llevar y descarta las
  zonas melladas. Compra frutas y hortalizas biológicas.
- Cocina las carnes y el pescado a la temperatura apropiada (lee las
  etiquetas y utiliza un termómetro especial para carnes). Comprueba
  rigurosamente que el pescado no tenga parásitos debajo de la piel.
  Lávate bien las manos después de manipular carne y pescado crudos,
  y mantén la superficie de trabajo y los utensilios limpios (para evitar
  la contaminación).
- Bebe únicamente agua pura que proceda de una fuente tratada y filtrada, o de lo contrario agua purificada o destilada que deberás com-
  plementar con vinagre de manzana orgánico.
- Lávate las manos con frecuencia. El agua tibia y un jabón de árbol del
  té natural pueden ayudar a eliminar los parásitos. Limpia con especial
  cuidado debajo de las uñas. Lávate las manos *antes* de comer y de
  cocinar y *después* de manipular alimentos crudos, ir al servicio, tocar
  a las mascotas o cambiar un pañal.
- Mantén limpia la casa. Los parásitos suelen prosperar en el polvo, en
  las partículas de tierra y en la materia fecal de los ácaros del polvo y
  de las cucarachas. Retira el polvo con frecuencia con una esponja o
  bayeta húmeda, o con una aspiradora que tenga un filtro HEPA. Lava
  a menudo las sábanas y la ropa de cama en agua caliente. Compra
  un filtro de aire para interior.
- No camines descalzo cuando estés en el exterior. Los parásitos pueden
  introducirse en tu cuerpo a través de las plantas de los pies, de manera

que mantén los pies cubiertos en la playa o en el jardín para evitar la contaminación por los desechos animales.

- Utiliza guantes cuando trabajes en el jardín y lávate bien las manos cuando termines tu trabajo (puede haber parásitos en la tierra).
- Ten cuidado a la hora de elegir dónde vas a nadar. Nunca tragues agua mientras nadas, sea en un río, un lago o una piscina. El cloro NO mata a la mayoría de los parásitos. Evita ir a nadar si tienes heridas abiertas o llagas.
- Toma un suplemento de probióticos de buena calidad para mantener la flora intestinal equilibrada.
- Hazte una limpieza de parásitos exhaustiva dos veces al año. El ciclo de vida normal de la mayoría de los parásitos es de seis semanas, de manera que ese es el tiempo que tardarás en hacer una limpieza completa.
- Lleva una dieta equilibrada para regular el pH de tu colon.
- Elimina o reduce *todas* las toxinas nombradas en este libro.
- Hazte una limpieza de colon de manera regular. Utiliza remedios naturales siempre que sea posible

(Ver la sección «Recursos»).

¿CÓMO ELIMINAR TODOS ESTOS ORGANISMOS PERJUDICIALES?

Todos los días tu cuerpo está expuesto a una enorme cantidad de toxinas procedentes de invasores intestinales. Los parásitos pueden contribuir potencialmente a generar más toxinas en tu colon que cualquier otra fuente (incluidos los alimentos, el agua y el aire). Los parásitos viven, se alimentan, se reproducen y excretan residuos tóxicos dentro de tu cuerpo las veinticuatro horas del día.

Un sistema inmunitario fuerte y sano puede ayudar a repeler muchos organismos que invaden el cuerpo humano. Esencialmente, tu mejor defensa es tomar medidas para mantener a los organismos nocivos alejados de ti.

PALABRAS FINALES

Después de todo lo que he compartido contigo, me gustaría expresar mi esperanza de que utilices este libro como una guía y que practiques las técnicas que enseño en él para reducir las toxinas presentes en tu organismo. Prevenir las enfermedades y recuperar la salud empieza por el colon. *Te ruego que no esperes hasta que sea demasiado tarde*. Comparte esta información con tus amigos, familiares, colegas de trabajo y otros seres queridos. Seguramente apreciarán que te ocupes de su salud y su felicidad.

Aunque este libro se centra en la limpieza de colon, quiero hacer una reflexión final: basándome en mi experiencia, puedo afirmar que si quieres recuperar tu salud debes hacer una limpieza completa de hígado, vesícula e intestinos con el fin de eliminar los parásitos y los metales pesados

En este libro he compartido contigo el «secreto para la salud». El secreto para recuperar tu salud y evitar que una enfermedad deteriore tu cuerpo puede reducirse a nueve palabras: *limpieza* de intestinos, hígado, vesícula biliar, parásitos y metales pesados.

El truco para que este secreto funcione para ti es que sigas haciendo limpiezas hasta recuperar la salud. Esto significa que tal vez tengas que hacer diez limpiezas completas hasta conseguirlo. Sin embargo, después de haber leído este libro ahora ya sabes que puedes acelerar el proceso utilizando suplementos de excelente calidad que son de inestimable ayuda en el proceso vital de regeneración celular.

Ten en cuenta estas palabras finales; de hecho, son palabras con las que hay que vivir:

Todos los médicos deberían advertir que la toxemia intestinal es la causa más importante de muchos trastornos y enfermedades del cuerpo humano.

Te sorprenderá saber que el doctor Anthony Bassler, un gastroenterólogo reconocido en todo el mundo, hizo esta afirmación en 1933. Durante veinticinco años estudió más de cinco mil casos de diversas enfermedades. Mi opinión es que estas palabras siguen teniendo vigencia en nuestros días, incluso en el nuevo milenio.

Recuerda estas palabras, vuelve a leer el libro con frecuencia y pon en práctica su sabiduría. Y, por favor, acepta mis mejores deseos de que tengas una saludable y larga vida.

GLOSARIO

Ácidos grasos esenciales: grasas que el cuerpo humano necesita y que se obtienen únicamente de los alimentos.

Bioingeniería: una alteración producida por la modificación de la estructura genética de un proceso u organismo biológico.

Biorritmos: ciclos biológicos que siguen un ritmo o patrón.

Carcinógeno: una sustancia externa que causa cáncer.

Colon tóxico: simplificando, un colon que ha sido dañado por sustancias tóxicas que deterioran el revestimiento intestinal y causan lesiones o enfermedades.

Desechos corporales compactados: acumulación de materia fecal compactada y acumulada durante años debido a una dieta deficiente y un estilo de vida inadecuado. Este material se adhiere a las paredes de los intestinos y no se elimina durante los movimientos intestinales regulares.

Desintoxicar: limpiar las toxinas acumuladas en el cuerpo.

Diabetes de tipo 2: enfermedad debida a cantidades insuficientes de insulina en el organismo y que produce niveles excesivamente elevados de glucosa (azúcar).

Enfermedad degenerativa: un estado en el cual los tejidos afectados se deterioran progresivamente con el paso del tiempo.

Enzimas: proteínas especiales producidas por organismos vivos que funcionan como catalizadores bioquímicos.

Epidemiología: rama de la medicina que se ocupa de las enfermedades.

Gluten y enfermedad celíaca: esta enfermedad tiene una única causa desencadenante, un componente específico presente en los alimentos: el gluten.

Hemorroides: venas dilatadas que producen dolor en la zona anal y que pueden generar una molestia tan considerable que llegue a inhibir los movimientos intestinales regulares.

Lipasa: una enzima digestiva que descompone las grasas del cuerpo.

Luteína: un pigmento que protege las enfermedades de los ojos.

Niacina (ácido nicotínico): una parte del complejo de las vitaminas B producida por la oxidación de la nicotina.

Nocivos (agentes): que tienen propiedades dañinas para las criaturas vivas.

pH corporal: una medida de la acidez o alcalinidad del cuerpo.

Refinado: alimento que ha sido sometido a una manipulación química o mecánica antes de su consumo.

Serotonina: una hormona química portadora de mensajes de una parte del cuerpo a otra. Regula las emociones, la temperatura corporal, la sexualidad, el apetito y los movimientos intestinales.

Sinergia: la relación que existe entre compuestos o sistemas, en la cual su efecto combinado es superior al de la suma de sus partes.

Sintetizar: crear artificialmente una totalidad mediante la combinación de elementos individuales.

Sistema biliar: la vesícula y los conductos por los que la bilis y otras enzimas digestivas pasan al intestino delgado procedentes del hígado, la vesícula y el páncreas.

Sistema endocrino: el sistema de glándulas que funcionan regulando los procesos orgánicos. Estas glándulas incluyen el hipotálamo, la glándula pineal, la glándula pituitaria, la tiroides, la paratiroides y las glándulas suprarrenales.

Vitaminas B sintéticas: tipos de vitaminas que se producen a partir del alquitrán mineral (una sustancia inerte potencialmente tóxica para el organismo).

RECURSOS*

L os siguientes recursos no se citan por orden de capítulo, sino por orden alfabético.
Si necesitas ayuda para adquirir suplementos, productos y alternativas saludables de excelente calidad, puedes ponerte en contacto con Global Healing Center ('centro de curación natural', el centro que dirige el autor) www.ghchealth.com/contact o llamar al (800) 476-0016.

Ácaros del polvo

Comprueba si en la ropa de cama hay ácaros del polvo en solo diez minutos usando el kit de prueba para el hogar Mite-T-Fast; www.aveho-biosciences.com/products.shtml; (866) 590-0972.

Aceite de cocina

Reemplaza el aceite normal de cocina por aceites vírgenes de presión en frío de coco, oliva, semillas de uva, almendras o cacahuete, que pueden adquirirse en: Mercola, www.mercola.com/forms/coconut_oil.htm; (877) 985-2695; Organic Oil, organicoil.com/default.aspx; (888) 421-6546 Spectrum Organics, www.spectrumorganics.com/?id=6; Wilderness Family naturals, www.wildernessfamilynaturals.com; (866) 936-6457.

---

* Aunque muchos de ellos son de acceso internacional a través de Internet, el autor se centra en recursos estadounidenses. En cada país se pueden encontrar webs y proveedores equivalentes.

Agua (baños y duchas)

Instala filtros en la bañera y en la ducha; recuerda que tu piel absorbe las toxinas. Yo recomiendo el filtro para duchas Wellness; www.ghchealth. com/wellness-shower-filter.php; (800) 476-0016.

Agua (comprobación general)

Comprueba si el agua que consumes contiene contaminantes utilizando un kit de prueba para el hogar; www.ghchealth.com/water-testing-kit. php; (800) 476-0016.

Agua (prueba para detectar arsénico)

PurTest Arsenic Test es un kit simple para comprobar la presencia de este metal pesado en el hogar; www.purtest.com/ 2007 %20kits.htm; (704) 821-3200.

Agua (purificación y agua potable)

El purificador de agua portátil Wellness Carafe es de excelente calidad y puedes llevarlo adondequiera que vayas para purificar el agua. Puedes adquirirlo en www.ghchealth.com/wellness-water-carafe.php.

Obtén más información sobre Wellness Water y otros métodos de purificación de agua en www.ghchealth.com/water-purification.

El agua con oxígeno es agua purificada que tiene el beneficio adicional de aportar oxígeno a tu organismo; www.o2techno.com; (201) 943-6900.

Alergias (y alivio de las alergias)

nAET Allergy Elimination Technique, www.naet.com; (714) 523-8900.

Alimentos (almacenamiento)

Guarda los alimentos en recipientes que no sean tóxicos. Por ejemplo, recipientes de vidrio Pyrex u otros que tengan tapas de silicona para reducir la contaminación de los alimentos debido a los recipientes y las envolturas de plástico habituales. www.pyrexware.com.

Alimentos (general)

Compra tus alimentos en mercados de agricultores locales. Todas las cadenas de tiendas de alimentación y los supermercados almacenan alimentos que proceden de proveedores que se encuentran en localizaciones distantes. Esto significa que las frutas y hortalizas se recogen antes de madurar y no llegan a desarrollar su potencial completo de nutrientes. Por el contrario, los agricultores locales recogen los alimentos frescos y después de que hayan madurado, garantizando así sus propiedades nutritivas.

Alimentos modificados genéticamente
Puedes encontrar una larga lista de alimentos y marcas que contienen OGM en www.truefoodnow.org; (415) 826-2770.

Alimentos que contienen pesticidas
Si quieres conocer la lista de alimentos que contienen pesticidas, visita www.ewg.org; (510) 444-0973.

Aparatos de aire acondicionado (y filtros)
Cambia los filtros de los aparatos de aire acondicionado todos los meses si tienes mascotas y cada dos meses si no las tienes. Puedes obtener más información en la página web www.onlineallergyrelief.com. Acude regularmente a la consulta del quiropráctico para que las vías nerviosas que se dirigen hacia los intestinos funcionen adecuadamente y también para aliviar tu estrés.

Utiliza un sistema de purificación de aire de buena calidad que tenga filtros con tecnología HEPA, iones negativos y uV. Surround Air y Way Healthier Home son marcas de excelente calidad. Surround Air, *www.surroundair.com;* (888) 812-1516. Mercola, www.mercola.com/forms/air_purifiers.htm; (877) 985-2695.

Azúcar y edulcorantes artificiales
Reemplaza los azúcares refinados y los edulcorantes artificiales (sacarina, neotamo, acesulfamo potasio, aspartamo y sucralosa) por agave orgánico, xilitol, azúcar de caña cruda o miel cultivada cerca de tu localidad y sin procesar.

Néctar de ágave, www.madhavahoney.com; (303) 823-5166.
Sirope de arroz integral, www.auntpattys.com; (800) 456-7923.
Sirope orgánico de arce, www.maplevalleysyrup.com; (800) 760-1449 YS.
Miel de abejas orgánica, www.ysorganic.com; (800) 654-4593.

Batería de cocina y utensilios
Evita los artículos de cocina de aluminio, cobre, teflón y acero inoxidable (los artículos de calidad inferior contienen níquel para reducir costes). Yo recomiendo utilizar recipientes de vidrio, terracota (que no tenga esmalte con plomo), titanio, silicona o hierro fundido.
Castiron Cookware, www.castironcookware.com.

Le Creuset, www.lecreuset.com/usa/home.php; (877) 273-8738.

Café

En lugar de comprar café, sustitúyelo por una mezcla molida de cereales, frutos secos y fruta deshidratada que tenga solamente sabores naturales o mezclas de hierbas, como por ejemplo:

Teeccino, www.teeccino.com; (800) 498-3434.

Bambu, www.mehndiskinart.com/Bambu_Coffee_Substitute.htm; (250) 664-6483.

Pero, www.internaturalfoods.com/Pero/Pero.html; (973) 338-1499.

Carne

Compra carne biológica, de ganado que ha sido alimentado con pasto y no ha recibido tratamientos de hormonas ni antibióticos, www.applegatefarms.com; (866) 587-5858.

Blackwing Quality Meats, www.blackwing.com; (800) 326-7874.

The Meatrix, www.themeatrix.com; (212) 991-1930.

northStar Bison, www.northstarbison.com; (888) 295-6332.

Caspa de mascotas

Debes lavar la ropa de cama con un detergente natural y limpiarla con una aspiradora equipada con un filtro HEPA con la mayor frecuencia posible. Para conocer más información sobre alternativas naturales para los productos de limpieza químicos, visita www.maggiespureland.com/product.html; (888) 762-7688.

Utiliza un sistema de purificación de aire de excelente calidad, equipado con un filtro UV, de iones negativos, HEPA.

Colon (estructura y funcionamiento)

A.D.A.M. Healthcare Center, adam.about.com/encyclopedia/Structure-of-the-colon.htm.

Colon Cleansing & Constipation Resource Center ('centro de recursos para el estreñimiento y limpieza de colon'), www.colon-cleanse-constipation.com; (800) 476-0016.

Colon, limpieza (y limpiadores)

Puedes obtener más información general sobre los suplementos para limpiar el colon en:

Colon Cleansing & Constipation Resource Center ('centro de recursos para el estreñimiento y limpieza de colon'), www.colon-cleanse-constipation.com/best-colon-cleanse.html; (800) 476-0016.

Colon Cleansing Report Card, www.coloncleansingreportcard.com.

Colon Cleansing Review, coloncleansingreview.com/index.html.

Natural Healing Today, www.naturalhealingtoday.com/colon_cleanse_product_reviews.html.

Relieving Constipation Naturally, relievingconstipationnaturally.com/colon-cleanser.html.

Compuestos orgánicos volátiles

Compra pinturas no tóxicas en empresas alternativas: www.ecosorganicpaints.com www.greenplanetpaints.com; (520) 394-2571; www.realmilkpaint; (800) 339-9748.

Masaje abdominal

Colon Cleansing & Constipation Resource Center ('centro de recursos para el estreñimiento y limpieza de colon'), www.colon-cleanse-constipation.com/colon-massage.html; (800) 476-0016.

Health-Choices Holistic Massage Therapy School ('escuela de terapia de masaje holístico y opciones para la salud'); (908) 359-3995.

Masaje abdominal Maya, www.arvigomassage.com; (603) 588-2571.

Colon (y toxicidad, enfermedades del colon)

Colon Cleansing & Constipation Resource Center ('centro de recursos para el estreñimiento y limpieza de colon'), www.colon-cleanse-constipation.com; (800) 476-0016.

Ejercicio

Recomiendo los siguientes ejercicios y actividades físicas para reducir el estrés y mejorar la salud general:

Cuerpo equilibrado (Pilates). www.pilates.com; (800) 745-2837.

Qigong (actividad meditativa), national Qigong Association (nQA) ('asociación nacional de Qigong'), www.nqa.org; (888) 815-1893.

Rebotar (saltar en camas elásticas).

Cama elástica Cellercise, www.cellercise.com; (800) 856-4863.

Jumpsport, www.jumpsport.com; (888) 567-5867.

Jump 4 Health, www.jump4health.com; (888) 815-3332 Walking Healthy (andar es sano), www.walkinghealthy.com.

Yoga Finder (localizador de yoga), www.yogafinder.com; (858) 213-7924.

Hidroterapia de colon

International Association for Colon Hydrotherapy ('asociación internacional de hidroterapia de colon'), www.i-act.org; (210) 366-2888 International School for Colon Hydrotherapy ('escuela internacional de hidroterapia de colon'); (800) 717-7432.

Hornos microondas

Reemplaza tu horno microondas por un horno de convección. Debes acostumbrarte a asar, gratinar o cocer al vapor tus alimentos en el horno. www.comrpactappliance.com; (800) 297-6076.

Laxantes

Oxy-Powder, www.oxypowder.com/articles/warning-herbal-cleanser.html; (800) 476-0016.

Colon Cleansing & Constipation Resource Center ('centro de recursos para el estreñimiento y limpieza de colon'), www.colon-cleanse-constipation.com/laxatives.html; (800) 476-0016.

Leche (y productos lácteos)

Compra productos lácteos biológicos de ganado que ha sido alimentado con pasto y no ha recibido tratamientos de antibióticos ni hormonas. Reemplaza la leche de vaca por leche de cáñamo, leche de arroz, leche de almendras, leche de soja fermentada o leche cruda de cabra.

Organic Pastures Dairy Company (pastos orgánicos Dairy Company), www.organicpastures.com; (877) 729-6455.

Queso de leche cruda Organic Valley Farmers, www.organicvalley.coop; (888) 444-6455.

Why Real Milk? (¿Por qué leche real?), www.realmilk.com; (202) 363-4394.

Si quieres conocer una receta fácil de leche de cáñamo, visita: nutiva.com/nutrition/recipes/milk.php;(800) 993-4367.

Limpiador de colon con oxígeno

Dreddy Clinic, www.dreddyclinic.com/products/oxygen-colon-cleansers.htm.

Oxy-Powder®, www.oxypowder.com; (800) 476-0016.

Colon Cleansing & Constipation Resource Center ('centro de recursos para el estreñimiento y limpieza de colon'), www.colon-cleanse-constipation.com/oxygen-colon-cleansers.html; (800) 476-0016.

Limpieza de hígado

Global Healing Center ('centro de curación global'), www.ghchealth. com/cleansing.

Limpieza de vesícula

Global Healing Center ('centro de curación global'), www.ghchealth. com/cleansing.

Mariscos

Evita consumir mariscos cuyo origen no sea demasiado seguro (especialmente crustáceos).

Rose Fisheries, www.rosefisheries.com; (877) 747-3107.

Vital Choice Seafood, www.vitalchoice.com; (800) 608-4825.

Medicina (general)

Para tener más información sobre cuidados naturales para la salud y evitar las toxinas procedentes de los fármacos, visita: American College for Advancement in Medicine ('colegio americano para el avance en medicina'), www.acam.org; (800) 532-3688.

Metales pesados (desintoxicación del cuerpo)

Medicardium, www.medicardium.com; (888) 456-4268.

BioRay, www.bioray2000.com/home.cfm; (888) 635-9582; Newstarget, www.newstarget.com/015232.html.

Moho y mildiú

Si vives en una zona muy húmeda, debes emplear un deshumidificador tu casa por lo menos dos veces por semana. En Australia es muy común utilizar aceite del árbol del té en los sistemas de ventilación para controlar el desarrollo del moho y las bacterias; puedes adquirirlo en: www.mountainroseherbs.com/aroma/q-z.html; (800) 879-3337.

También puedes adquirir otros aceites esenciales en: www.libertynatural.com; (800) 289-8427.

Contrata a un profesional para que compruebe si hay esporas de moho en tu casa, particularmente si resides en una zona húmeda. Los kits de prueba se pueden adquirir en www.HomeMoldTestKit.com; (877) 665-3373.

Utiliza un sistema de purificación de aire que incluya filtros de tecnología UV, iones negativos y HEPA. Una lámpara germicida UV es el método de purificación de aire más efectivo para eliminar los microorganismos perniciosos, como son los virus, las bacterias y los hongos como el moho.

Moquetas y alfombras (y limpieza)

Utiliza moquetas de lana y suelos de entarimado que no sean tóxicos. Si no puedes permitirte el gasto de reemplazar tus moquetas, usa productos de limpieza naturales para limpiarlas. Puedes adquirirlos en las tiendas *bio* de tu localidad o a través de Internet:

Naturell Carpet and upholstery Cleaning, www.bio-techan.com/carpet.htm; (800) 468-3971; Nirvana Safe Haven, www.nontoxic.com; (800) 968-9355.

These Vacuums Suck; www.thesevacuumssuck.com; (800) 248-1987.

Vacuum Center, www.thevacuumcenter.com; (877) 224-9998.

Móviles (y radiación)

Todo el mundo debería tener un dispositivo de protección FEM en su móvil.

Exradia, www.exradia.com.

Global Healing Center, www.ghchealth.com/cell-phone-emf.php Mercola, www.mercola.com/forms/ferrite_beads.htm.

Pan

Alive and Well, www.yahwehsaliveandwell.com; (386) 437-0020.

Diamond Organics, www.diamonrdorganics.com; (888) 674-2642.

Heartland Mill, www.heartlandmill.com; (800) 232-8533.

Parásitos (reducir su presencia mediante lavados frecuentes de las manos)

Lávate las manos con frecuencia a lo largo del día. El agua tibia y el jabón del árbol del té natural te ayudarán a eliminar los parásitos microscópicos con los que puedes haber entrado en contacto. Limpia cuidadosamente debajo de las uñas. Puedes adquirir jabones orgánicos en:

Herbaria, www.herbariasoap.com.

Global Healing Center, www.ghchealth.com/organic-skin-care.

Soap For goodness Sake (jabón por el amor de Dios), www.soapforgoodnesssake.com.

Parásitos (eliminación con suplementos naturales para la salud)

Debes crear un entorno en el interior de tu cuerpo que no sea favorable para invasores potenciales. Puedes encontrar más información sobre los suplementos y los protocolos de limpieza en:

Global Healing Center, www.ghchealth.com/paratrex.php; (800) 476-0016.

www.colon-cleanse-constipation.com/liver-flush-gallbladder-flush. html.

Pesticidas naturales

Beyond Pesticides (más allá de los pesticidas), www.beyondpesticides. org; (202) 543-5450.

Organic Pesticides (pesticidas orgánicos), www.organicpesticides. com; (805) 927-7400.

Piscinas y filtros

El sistema ECOsmarte utiliza iones de cobre y ozono para purificar el agua; www.ecosmarte.com; (800) 466-7946.

Plataforma para ponerte en cuclillas

Lillipad, lillipad.co.nz.
Nature's Platform, www.naturesplatform.com; (828) 297-7561.

Probióticos

Latero-Flora, www.ghchealth.com/probiotic-bacterium-supplement. php; (800) 476-0016.

Productos limpiadores y desengrasantes

Puedes obtener más información sobre las alternativas biológicas para los productos de limpieza que no son tóxicos en:
Citrisolve, www.citrisolve.com; (800) 556-6785.
Greenearth Cleaning, www.greenearthcleaning.com; (816) 926-0895.
Heather's Naturals, www.heathersnaturals.com; (877) 527-6601.
Seventh Generation, www.seventhgeneration.com; (800) 456-1191.

Radiación (detección)

Utiliza un detector para comprobar los niveles de radiación en tu casa y en tu lugar de trabajo.
Radalert 100, www.geigercounters.com/Radalert.htm.

Ropa de cama y almohadas

Green Culture, www.greenculture.com; (877) 204-7336.
EcoBedroom, www.ecobedroom.com; (626) 969-3707.

Sal

Reemplaza la sal de mesa común por sal del Himalaya o sal marina céltica.

www.mercola.com/forms/salt.htm; (877) 985-2695.

www.celticseasalrt.com; (800) 867-7258.

También puedes utilizar Braggs Liquid Aminos para añadir sabor a platos a los que normalmente añadirías sal. www.bragg.com/products/liquidaminos.html; (800) 446-1990.

Soja

Utiliza fuentes orgánicas fermentadas como natto (soja fermentada), tempeh, tofu, miso o tamari, que puedes adquirir en:

www.edenfoods.com/store/product_info.php?products_ id=107580; (888) 424-3336.

www.soyboy.com/index.htm; (585) 235-8970.

www.san-j.com/product_list.asp?id=1; (800) 446-5500.

Vinagre de manzana

Solana Gold Organics, www.solanagold.com.

Bragg Live Food Products, www.bragg.com; (800) 446-1990.

Spectrum Organic Products, www.spectrumorganics.com.

Zumo de aloe vera

R PuR Aloe International, www.rpuraloe.com; (800) 888-2563.

Global Healing Center, www.ghchealth.com/aloe_vera_juice.php; (800) 476-0016.

LECTURAS RECOMENDADAS

Marcia Angell, *The Truth About Drug Companies: How They Deceive Us and What to Do About It* (random House Trade Paperbacks, 2005).

E. Batmanghelidj, *Water Cures: Drugs Kill: How Water Cured Incurable Diseases* (Tagman Press, 2003).

Christopher Bryson, *Fluoride Deception* (Seven Stories Press, 2004) Stephen Fried, *Bitter Pills: Inside the Hazardous World of Legal Drugs* (Bantam, 1998).

Daniel Haley, *Politics in Healing: The Suppression and Manipulation of American Medicine* (Potomac Valley Press, 2000).

Ralph W. Moss, *The Cancer Industry* (Paragon House, 1991).

James R. Walker, *Holocaust American Style.*

ÍNDICE TEMÁTICO

ACERCA DEL AUTOR

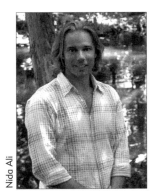

Nida Ali

Edward F. Group III es doctor en Quiropráctica y Naturopatía y es miembro de American Clinical Board of Nutrition ('consejo clínico americano de nutrición'). También es nutricionista clínico titulado, herborista clínico titulado y especialista certificado en Sanación Holística.

En 1998 el doctor Group fundó Global Healing Center ('centro de sanación global') con el compromiso de enseñar a las personas a sanarse a sí mismas, prevenir las enfermedades y mejorar su salud y bienestar general. El centro que dirige ha ayudado a cientos de miles de personas de todo el mundo a prevenir o eliminar las enfermedades. El doctor Group también dirige el equipo de desarrollo de productos, que adopta un enfoque práctico al formular avanzados suplementos biológicos naturales para la salud, que son muy efectivos.

El doctor Group ya no pasa consulta; actualmente se dedica a enseñar a millones de personas a través de soportes tecnológicos. Ha escrito numerosos libros y artículos sobre una gran variedad de temas relacionados con la salud, ha estudiado medicina alternativa durante más de veinte años y quiere compartir sus conocimientos con todo el mundo. Este libro es la culminación de su meta de toda la vida: ofrecer una guía definitiva para restablecer la salud o llegar a tener una salud óptima.

Es un orador muy reconocido a nivel internacional, y ha dado conferencias sobre temas de salud junto con el doctor Deepak Chopra, Stedman Graham, el doctor Julian Whitaker, Larry Dossey, Don Miguel Ruiz, el doctor Darma Singh Khalsa, el doctor Joseph Mercola, el doctor Garry Gordon, la doctora Christine Northrup, Burton Golberg y otros expertos.

El doctor Group sigue al frente del Global Healing Center en Houston (Texas) y continúa investigando. Puedes ponerte en contacto con él a través de www.ghchealth.com o por teléfono: (800) 476-0016 o (713) 476-0016.